Sportlich aktiv im Kreis Gütersloh

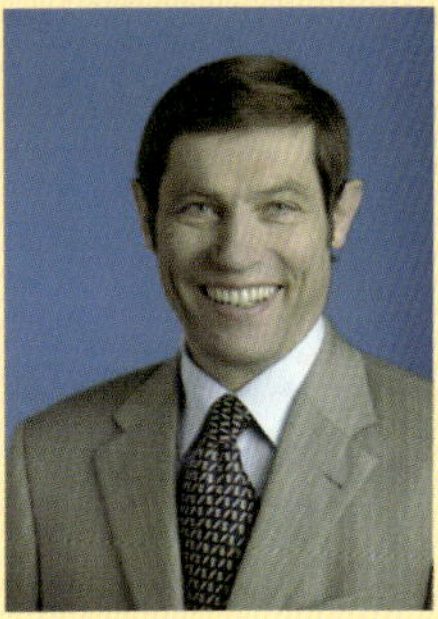

Im Namen des Kreissportbundes Gütersloh darf ich Sie herzlich einladen, einen Streifzug durch die in allen 13 Städten und Gemeinden als Netzwerk angelegten Nordic-Walking-Routen zu unternehmen.

Die Nordic-Walking-Bewegung erfreut sich weiterhin zunehmender Beliebtheit. Immer mehr Bürgerinnen und Bürger entdecken die Vorzüge dieser gesundheitsfördernden Wellness-Sportart, die unter fachlicher Anleitung als fantastischer Ausgleichssport eine effektive Möglichkeit zur Erhaltung körperlicher Fitness bietet.

Das Nordic-Walking-Projekt des Kreissportbundes ist ein Baustein aus den Themenfeldern „Sport der Älteren" und vor allem „Sport und Gesundheit". Der Kreissportbund möchte insbesondere ältere Menschen zu sportlicher Aktivität motivieren, Freude an der Bewegung vermitteln und das Nordic Walking als präventives Freizeit- und Breitensportangebot empfehlen.

An der Gestaltung dieser Broschüre haben zahlreiche Partner mitgewirkt. Ohne die Institutionen des Natur- und Umweltschutzes (insbesondere die Abteilung Umwelt) als Träger öffentlicher Belange wäre die Umsetzung des Projektes nicht möglich gewesen. Die Kommunen unterstützen das Vorhaben durch die Präsentation vielfältiger touristischer Sehenswürdigkeiten aus ihrem Einzugsgebiet. Besonders zu erwähnen ist auch die große ehrenamtliche Mithilfe der örtlichen Sportvereine bei der Auswahl und Beschreibung geeigneter Nordic-Walking-Routen.

Für diese kommunikative Zusammenarbeit sowie für die Unterstützung zahlreicher Inserenten mit Werbeanzeigen bedankt sich der Kreissportbund sehr herzlich. Das Projekt des Kreissportbundes Gütersloh ist in diesem Umfang landesweit einzigartig - darauf können wir auch ein wenig stolz sein.

In diesem Sinne: „Start frei für Ihr Nordic-Walking-Erlebnis auf den schönsten Strecken im Kreis Gütersloh"!

Ihr

Günter Kozlowski
Vorsitzender des Kreissportbundes Gütersloh

W0463036

Inhaltsverzeichnis

Nordic Walking Grundlagen

Das Besondere am Nordic Walking

Nordic Walking ist eigentlich ein „alter Hut". Bereits im Mittelalter nutzten Pilger die Stöcke für ihre beschwerlichen Reisen, um besser voranzukommen. In den 50er Jahren bauten Skilangläufer den „Skigang" ins Sommertraining ein. Erst Mitte der 90er Jahre prägten finnische Profisportler, Mediziner und vor allem clevere Marketingstrategen der Sportindustrie den Begriff „Nordic Walking".

Ausgehend von Skandinavien, kam der Nordic Walking-Boom dann als aktuell größte Breitensportbewegung über die USA und Japan schließlich nach Mitteleuropa.

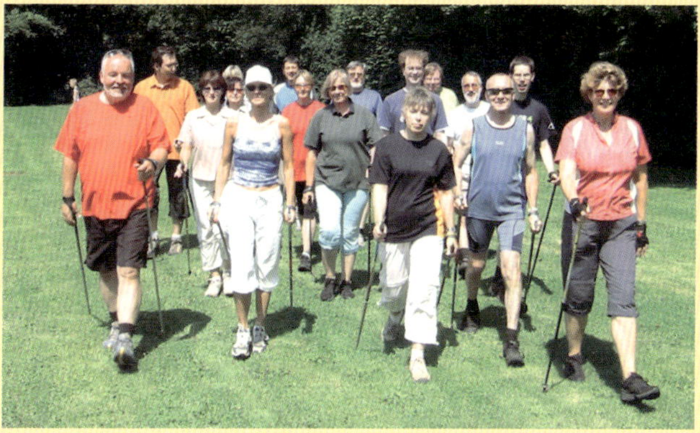

›› *Ende des Nordic Walking Booms ist noch nicht in Sicht*

Laut Marktanalysen der Sportartikelindustrie werden in Deutschland bis zu 10 Mio. Aktive diese Sportart in den kommenden Jahren ausprobiert haben.

Auch im Kreis Gütersloh wird mittlerweile kein Nordic Walker mehr auf seine fehlenden Skier angesprochen. Die anfänglichen Negativ-Prognosen der Sportfachwelt sind längst widerlegt und Nordic Walking hat sich neben Jogging und Radfahren als feste Größe im Ausdauersport etabliert.

Was also ist nun das Besondere des Sauvakävely (Finnisch: Nordic Walking)?

Zum einen die Vielseitigkeit: Die Sportart bietet nicht nur einen idealen Einstieg in ein sanftes Ausdauertraining. Mit dem zusätzlichen Einsatz der Stöcke und der daraus resultierenden Aktivierung verschiedenster Muskelgruppen repräsentiert Nordic Walking ein optimales Ganzkörpertraining.

» ***Nordic Walking = 4-fach Fitness für Ausdauer, Kraft, Koordination und Beweglichkeit***

Zum anderen ist es eine sehr niederschwellige Sportart, die kaum die Ausrede „das kann ich nicht" zulässt:

Merkmale, die Nordic Walking attraktiv machen:

- ★ keine sportliche Vorerfahrung notwendig
- ★ überall und beinahe zu jeder Jahreszeit durchführbar
- ★ birgt kaum Negativerfahrungen oder Verletzungsgefahr
- ★ ist durch die Nähe zur Alltagsmotorik leicht zu erlernen
- ★ bedingt einen geringen materiellen Aufwand
- ★ ist kommunikativ
- ★ ist präventiv wirksam
- ★ spricht eine breite Zielgruppe (auch Männer) an

Für wen ist Nordic Walking geeignet?

Für jeden, der selbstständig gehen kann und Freude an Bewegung hat. Sportliche (Wieder-) Einsteiger, ältere Menschen, Übergewichtige oder Personen mit Rückenproblemen sind von dieser Sportart nicht ausgeschlossen. Im Gegenteil, beim Nordic Walking werden, aufgrund der geringen Anforderung an körperliche Leistungs- und Bewegungsfähigkeit, jetzt auch all diejenigen fündig, die sich bisher vom Leistungsmotiv anderer Sportarten haben abschrecken lassen.

Aber auch Trainierte finden hier eine interessante Alternative zu ihrer Grundsportart, da die Intensität vom Regenerationstraining bis zur Powereinheit flexibel wählbar ist.

Vor dem ersten Start sollten Sportanfänger allerdings aus eigenem Interesse ihre körperliche Ausgangssituation klären.

Bitte stellen Sie sich zu Ihrem Gesundheitszustand folgende Fragen:

- ★ Sind Sie herzkrank oder leiden Sie unter hohem Blutdruck?
- ★ Nehmen Sie herzfrequenzsenkende Mittel (z. B. Betablocker) ein?
- ★ Haben Sie Gelenkschmerzen oder Arthrose?
- ★ Waren Sie in den letzten Monaten ernsthaft krank?
- ★ Sind Sie zurzeit krank oder fühlen sich unwohl?

Konnten Sie nicht alle Fragen verneinen, suchen Sie bitte vor Beginn des Sports Ihren Hausarzt auf.

Persönliche Zielvorgaben

Benötigen Sie „nur" einen gelegentlichen Ausgleich zum Arbeitsalltag und möchten dabei frische Luft, Umwelt und Natur genießen? Gut, die richtige Technik erlernen und „an die Stöcke fertig los".

▸▸ ***Bei allen Anfängern über 35 Jahren ist ein praktischer ärztlicher Gesundheitscheck erforderlich***

Streben Sie mess- und vor allem spürbare positive Veränderungen in Ihrem Körper und dessen physiologischen Funktionsabläufen an? Einfacher: Befinden Sie sich (z.B. nach einer Krankheit) im Aufbautraining, möchten Sie Gewicht reduzieren oder Ihre Grundlagenkondition verbessern? In diesem Fall kommen Sie nicht an den Kriterien der Trainingslehre vorbei. Tipps zur Trainingssteuerung finden Sie im Kapitel „Trainingsempfehlungen".

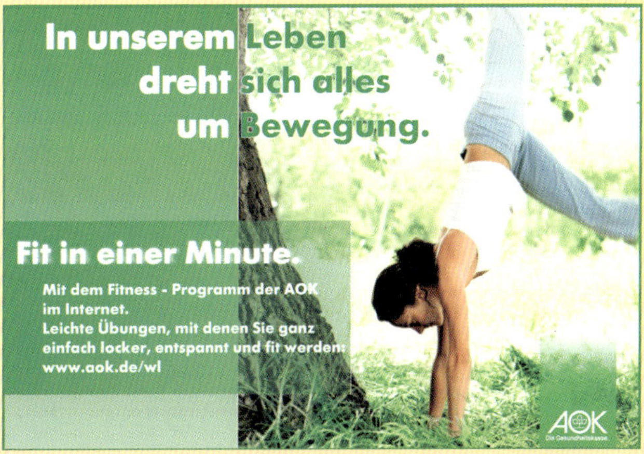

Nordic Walking und Gesundheit oder

„Macht Nordic Walking schön?"

Mit zunehmender medizinischer und gesellschaftlicher Bedeutung von Präventionsmaßnahmen rückt vor allem auch das Nordic Walking in den Focus des Gesundheitssports.

In vielen der mittlerweile zahlreich erschienenen Büchern und Zeitschriften über die Trendsportart werden dem zukünftigen Nordic Walker oftmals diffuse gesundheitsförderliche Potenziale versprochen. Da ist man aus sportmedizinischer Sicht fast geneigt zu glauben, die Autoren hätten das Allheilmittel gegen sämtliche Zivilisationskrankheiten gefunden.

Ist Nordic Walking nicht nur gesund, sondern macht es durch die versprochenen Hormonausschüttungen (Endorphine, ACTH) etwa auch glücklicher und kreativer? Ist der Nordic Walker nach mehrfacher Anwendung sogar schöner, aufgrund der durch erhöhte Sauerstoffzufuhr angeregten Zellerneuerung und damit strafferen Haut?

Derart positive Benefits lassen sich in der Literatur bis hin zur Lebensverlängerung finden. Das klingt verlockend, sollte aber gleichermaßen skeptisch machen. Die meisten suggerierten Wirkungen helfen in erster Linie den Verkaufszahlen der jeweiligen Zeitschriften und ihren Werbepartnern. Nicht umsonst erscheinen solche Beiträge regelmäßig in fast jeder Lifestyle- oder Fitnesszeitschrift.

Nur wenige Versprechen halten seriösen wissenschaftlichen Studien stand.

Fest steht:
Im Anschluss an eine moderate Nordic-Walking-Einheit hat man unter der erfrischenden Dusche ein garantiert „gutes Gefühl" – sonst ist etwas falsch gelaufen.

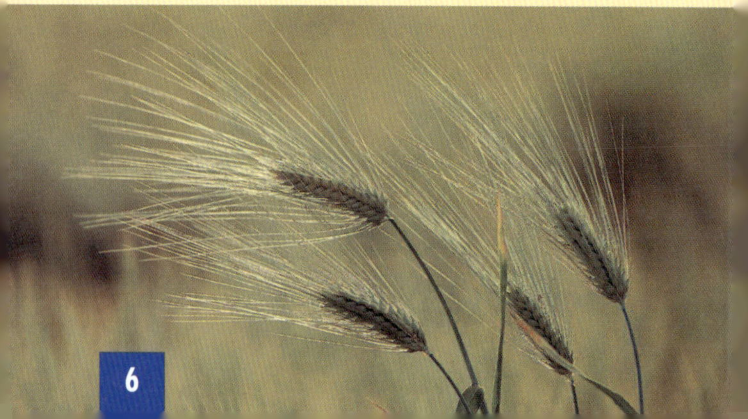

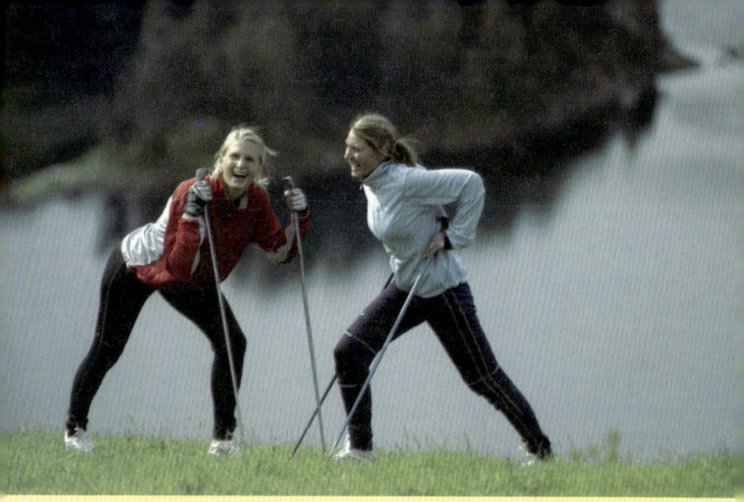

Nordic Walking hat durchaus positive Gesundheitseffekte aufzuweisen.

Wissenschaftlich fundierte Effekte eines Nordic Walking-Trainings:

- ★ Training für das Herz-Kreislauf-System
  (positive Effekte für Blutdruck, Cholesterin- und Blutzuckerspiegel)
- ★ gelenkschonend
  (bis zu 30% geringere Gelenkbelastung als beim Joggen)
- ★ durch den Einsatz der Stöcke wird das Walking intensiviert
  (erhöhte Herzfrequenz = höherer Kalorienverbrauch)
- ★ kräftigt die Schulter- und Armmuskulatur

Positive Anpassungserscheinungen stellen sich allerdings ausschließlich bei richtiger Technikausführung sowie bei Berücksichtigung der Trainingslehre ein. Technikfehler dagegen können schnell zu orthopädischen Negativfolgen wie z.B. Verspannungen oder Überlastungen des Muskel- und Gelenkapparates führen und längerfristig sogar Schäden hervorrufen.

Da die Praxis zudem leider noch häufig den so genannten „Stockwanderer" zeigt, wird darauf hingewiesen, dass die nachfolgende Technikbeschreibung lediglich ein Grundlagenverständnis vermitteln soll. Eine qualitätsgesicherte Schulung von lizenzierten Übungsleitern wird unbedingt empfohlen. Ein zweistündiger Crash-Kurs reicht für das Erlernen einer sauberen Technik dabei definitiv nicht aus.

KREISSPORTBUND GÜTERSLOH

Mitglied im Landessportbund Nordrhein-Westfalen

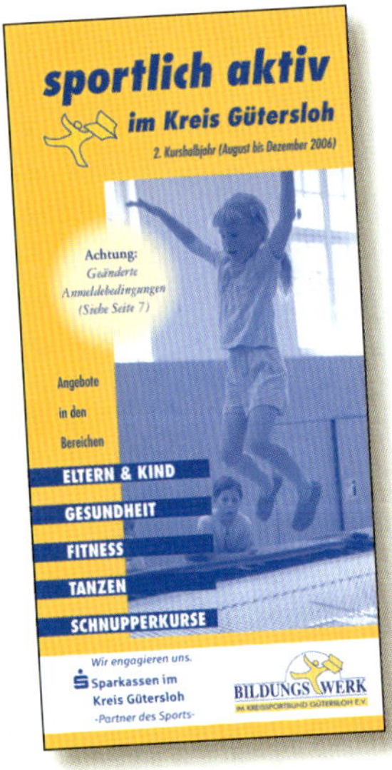

... jährlich ca. 500 Sportkurse aus den Bereichen:

- ★ Eltern und Kind
- ★ Gesundheit
- ★ Fitness
- ★ Tanz
- ★ Schnupperkurse
- ★ ...

Programm anfordern:
www.ksb-gt.de
oder telefonisch
0 52 41 - 85 14 14

Qualifizierungsangebote für MitarbeiterInnen im Sport aus den Bereichen:

- ★ Fitness
- ★ Prävention / Gesundheit
- ★ Sport der Älteren
- ★ Sport mit Kindern
- ★ ...

Programm anfordern:
www.ksb-gt.de
oder telefonisch
0 52 41 - 85 14 44

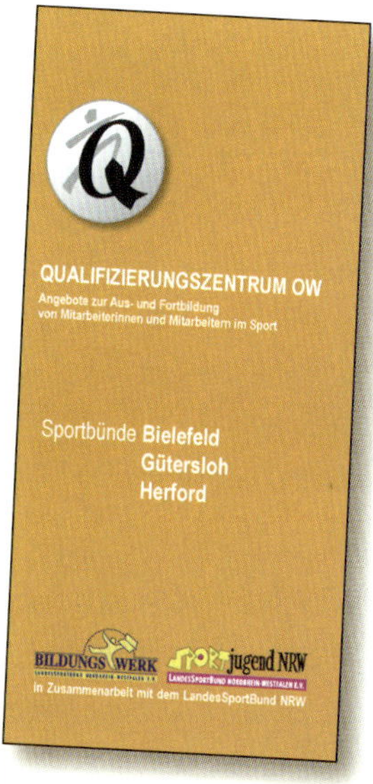

Die Nordic Walking Technik

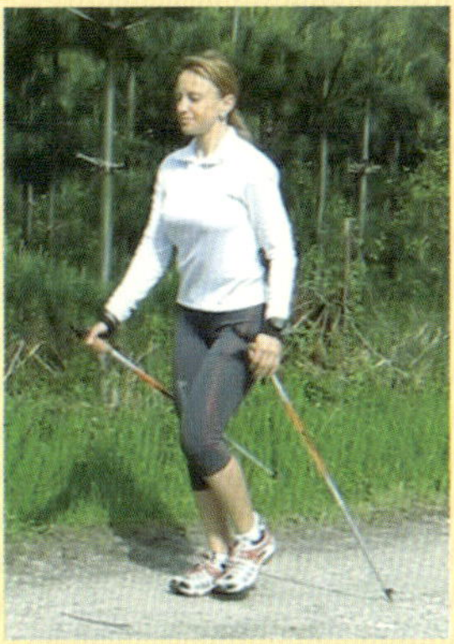

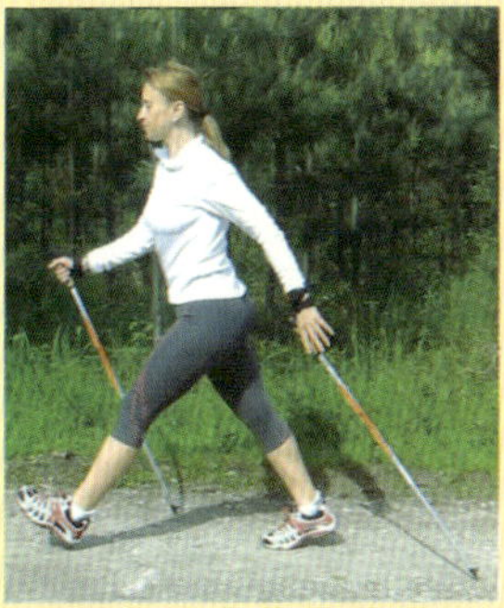

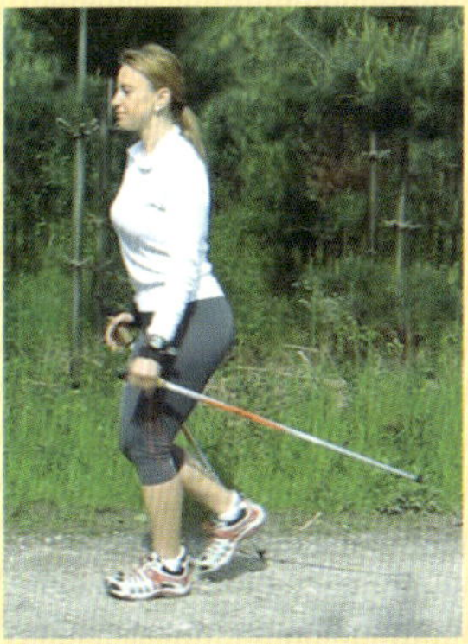

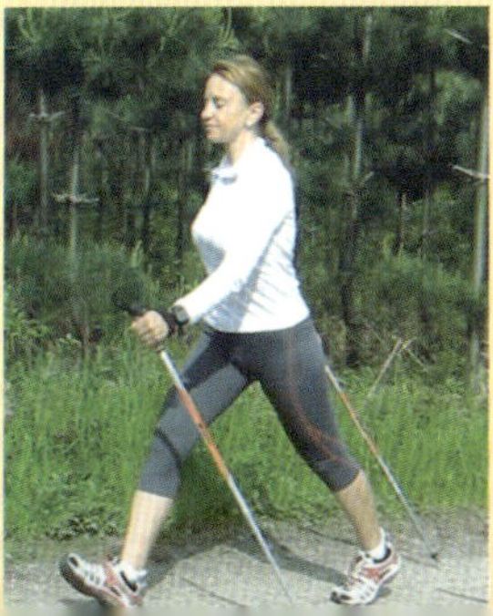

Bewegungsabläufe

1. Der Oberkörper ist aufrecht, nur bergauf oder beim sportlichem Walking leicht nach vorne gebeugt

2. Der Nacken- und Schulterbereich ist locker und entspannt (keine unnatürliche Rotation des Oberkörpers)

3. Der vordere Arm ist vor dem Körper leicht gebeugt

4. Die vordere Hand umgreift fest den Griff

5. Den vorderen Stock vor der Fußspitze des hinteren Fußes kräftig einstechen

6. Die Fersen bei leicht gebeugten Knien aufsetzen

7. Die Füße über die ganze Sohle abrollen

8. Den Stock weit nach hinten durchschieben, dabei ist der hintere Arm völlig gestreckt

9. Die hintere Hand ist geöffnet, der abschließende Stoß erfolgt über die Schlaufe

10. Der Stock wird eng am Körper nach vorne geschwungen und wieder gefasst

Tipps für einen einfachen Start:

Konzentration auf die Körperhaltung und die Beinarbeit, aber vorerst noch nicht auf die Stöcke (Schritt 1 – 2)

Schritt 1 a:

- die Stöcke mittig im Schwerpunkt fassen
- mit herabhängenden Händen gehen

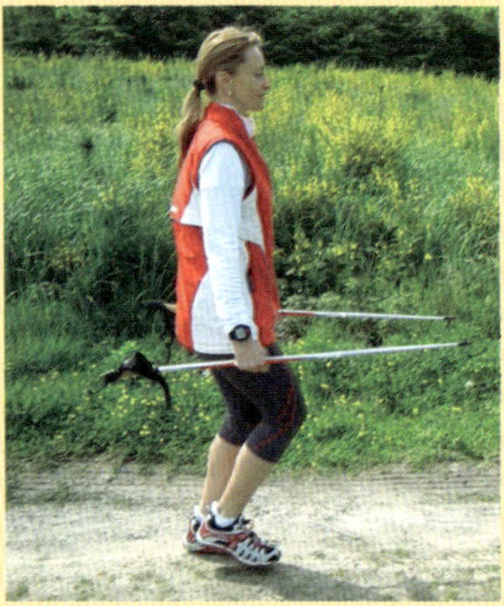

Schritt 1 b:

- die Schultern bleiben locker und entspannt

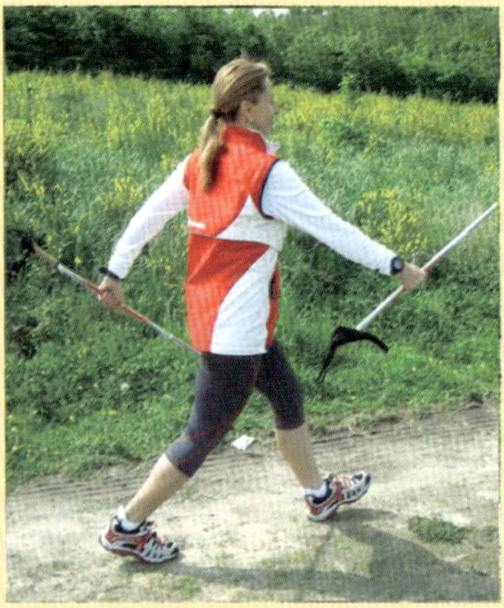

Schritt 2 a:

- ★ in die Stockschlaufen greifen
- ★ die Stöcke hängen in den geöffneten Händen schräg nach hinten schleifend auf den Boden

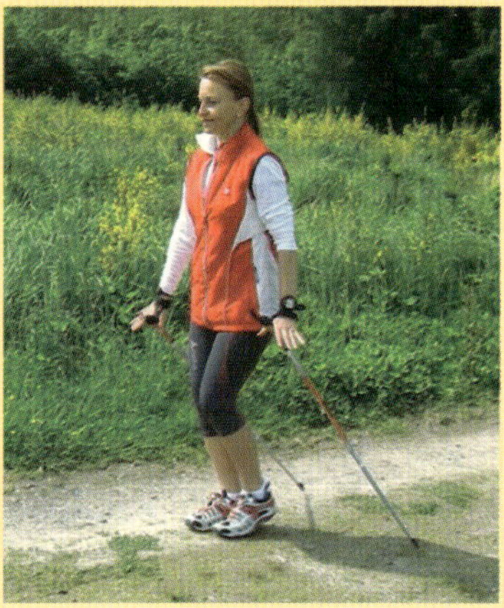

Schritt 2 b:

- ★ dann die Arme rhythmisch mitschwingen, natürlich eng am Körper, vor und zurück
- ★ Stockeinsatz zunehmend steigern
- ★ den Fuß mit der Ferse aufsetzen, über die Sohle abrollen und mit dem Ballen kräftig abstoßen

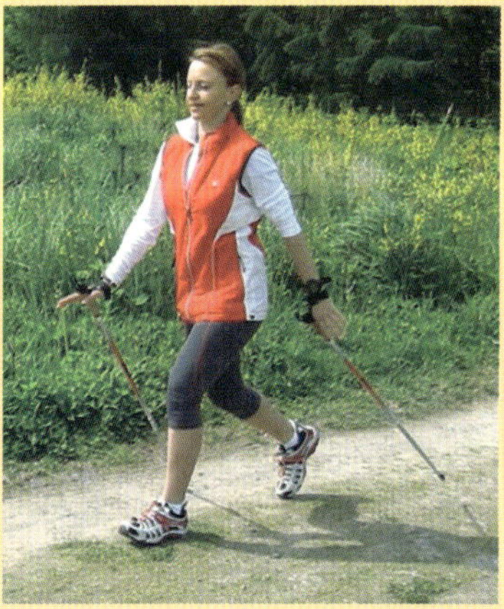

Anschließend Konzentration auf den Gebrauch der Stöcke

Schritt 3 a:

- ★ den Griff beim Abdrücken fassen und beim Vorschwingen lösen
- ★ die Stöcke eng am Körper führen
- ★ der vordere Arm ist gebeugt und zeigt nach vorne
- ★ der hintere Arm wird auf Hüfthöhe mit dem Stockschwung nach hinten gestreckt

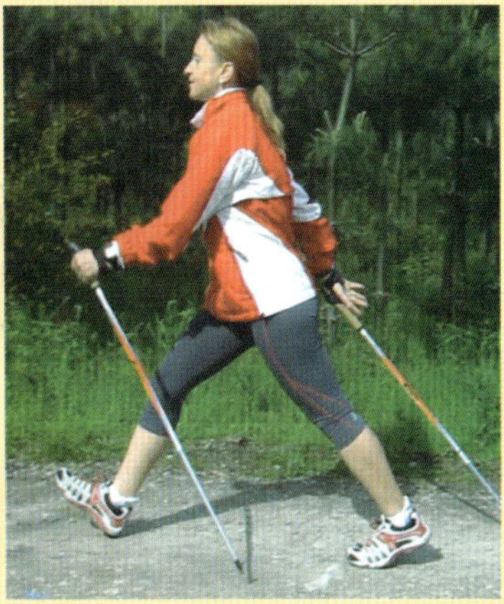

Schritt 3 b:

- ★ die Hand hinter der Hüfte öffnen
- ★ den Stoß über die Schlaufe abschließen

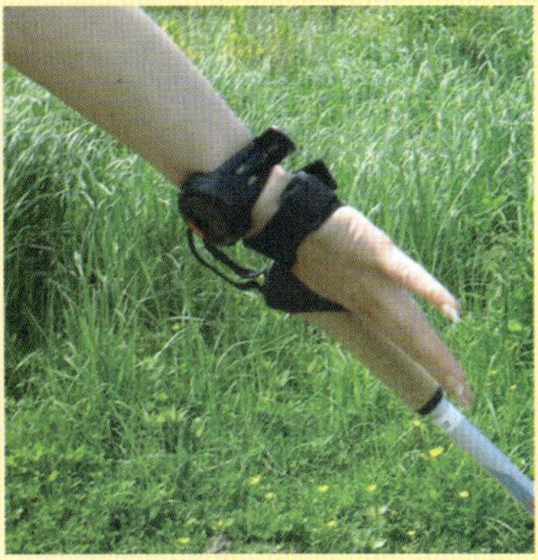

▸▸ ***Insgesamt gilt:***
Koordination geht vor Schnelligkeit! Tempo „tötet" Technik!

Fehleranalyse

Darstellung der häufigsten Technikfehler

- ★ in den Passgang fallen – keine Diagonaltechnik (z.B. linker Arm und linkes Bein gehen gleichzeitig vor und umgekehrt)
- ★ der Stock setzt zu steil vor dem Körper auf
- ★ die Stockspitze wird unzureichend eingestochen
- ★ das Knie ist beim Aufsetzen der Ferse gestreckt
- ★ die Armstreckung nach hinten fehlt

▸▸ ***Einmal „eingeschlichene Fehler" lassen sich erfolgreich durch die Korrektur kompetenter Nordic-Walking-Kursleiter abstellen.***

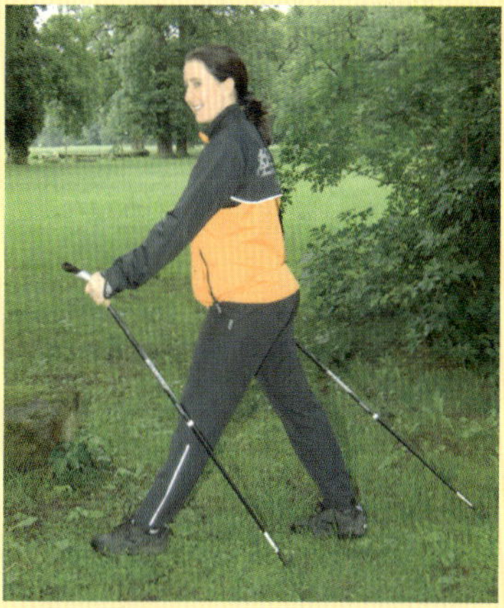

Fehler:

★ Passgang und Knie durchgedrückt

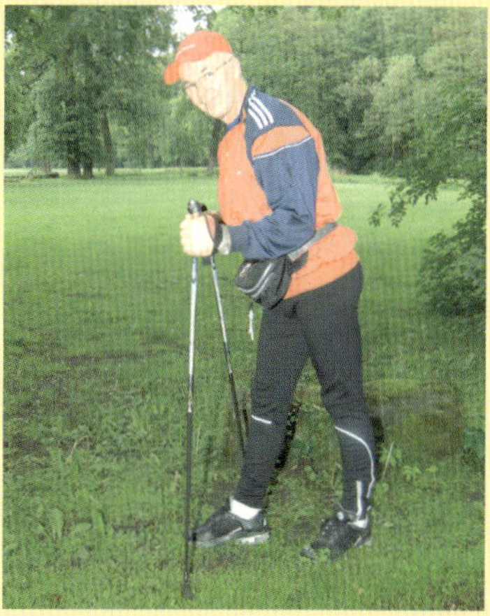

Fehler:

★ gebeugter Oberkörper

Die richtige Ausrüstung

Nordic-Walking-Stöcke

Das Material ist ein wichtiger Faktor, ob eine Sportart Spaß macht oder nicht. Beim Nordic Walking sind qualitativ gute Stöcke eine Voraussetzung für die korrekte Durchführung der Technik. Hersteller von Sportartikeln haben in Zusammenarbeit mit Medizinern und Profisportlern den Nordic-Walking-Stock entwickelt und auf den Bewegungsablauf optimiert. Dieser ist ein echtes Sportgerät und unterscheidet sich von herkömmlichen Wanderstöcken durch ein spezielles Handschlaufensystem und einen hochwertigen flexiblen Schaft.

Schaft

Der Schaft sollte möglichst aus einer Carbon/Glasfasermischung hergestellt sein. Diese Stöcke sind elastischer, bruchsicherer und leichter als vergleichbare Aluminiumstöcke. Hochwertiges Material absorbiert belastende Schwingungen auf Handgelenke, Ellbogen und Schultern. Bei einem hohen Carbonanteil verbessert sich die Stabilität des Stocks und das Gewicht sinkt, jedoch wird die Dämpfung verringert und der Preis steigt.

★ **Teleskopstöcke sind aufgrund der verschleißanfälligen Klemmsysteme, der größeren Geräuschentwicklung und des höheren Gewichtes nicht zu empfehlen.**

Griff und Schlaufe

Die Ergonomie des Griffs ist bei guten Produkten an der Anatomie der Hand orientiert. Die größten Unterschiede gibt es in den verschiedenen Schlaufensystemen. Die Schlaufe sollte durch das Klettband stufenlos einstellbar sein und die Hand möglichst eng am Griff halten ohne einzuschnüren. Diese ermöglicht es, dass der Stock optimal geführt und gesetzt werden kann. Gute Schlaufen sind ergonomisch geformt, verhindern Druckstellen und sind in verschiedenen Größen erhältlich.

Die Spitze

Die meisten Spitzen bestehen aus Hartmetall und haben eine sehr kleine, scharfe Endfläche. Damit wird ein sicherer Halt am Boden gewährt. Unterschiede gibt es im Winkel der Spitze. Das Anwinkeln soll gewährleisten, dass die Spitze so gut wie möglich senkrecht auf den Boden auftrifft. Die Spitzen aus Hartmetall sind extrem widerstandsfähig und langlebig. Gebogene Hartmetallspitzen bieten einen noch besseren Halt und sind geräuschärmer.

Pads

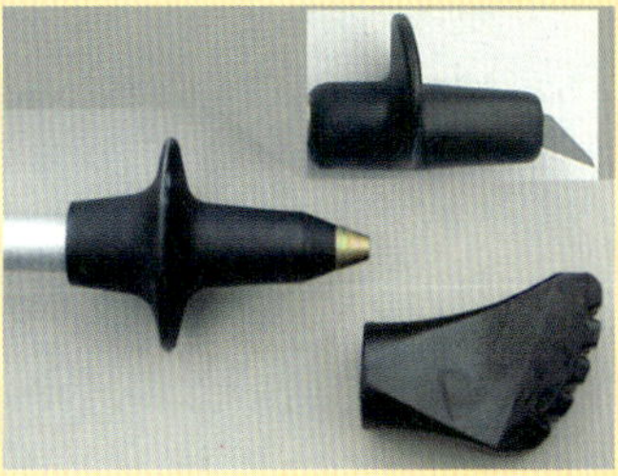

Alle Hersteller versehen ihre Nordic Walking Stöcke mit „Asphalt-Pads“. Dies sind Gummiteile, die auf die Spitze gesteckt werden um den „Grip“ auf Asphalt oder festem Untergrund zu erhöhen. Ferner dienen sie zur Dämpfung und insbesondere zur Geräuschminderung.

Die richtige Stocklänge

Die richtige Stocklänge ist dann ermittelt, wenn die Nordic-Walking-Technik im ebenen Gelände einen runden Bewegungsablauf gibt, ohne dass dabei unnatürliche Ausweichbewegungen im Schulter- oder Beckenbereich entstehen. Die häufig empfohlene Formel Körpergröße x Faktor 0,66 ergibt bei den meisten Nordic Walkern auch die passende Stocklänge.

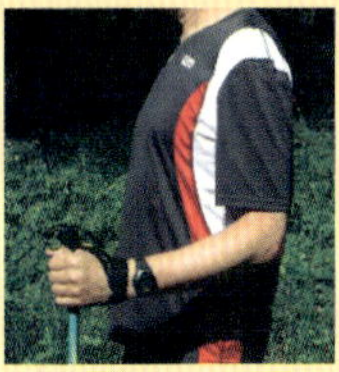

Oft werden jedoch von den Fachverkäufern an Hand dieser Formel zu lange Stöcke an den Kunden verkauft, ohne dass dabei auf andere Kriterien wie Verhältnis Oberkörper zu Unterkörper, Armlängen und Schulterbeweglichkeit eingegangen wird.

Bei den meisten Personen ist die richtige Stocklänge gegeben, wenn der Stock senkrecht aufgesetzt ist und Ober- und Unterarm ein einen Winkel von zirka. 95-100° bilden. Fortgeschrittene mit guter Kondition, Koordination und Beweglichkeit können durchaus einen etwas längeren Stock wählen!

Schuhe

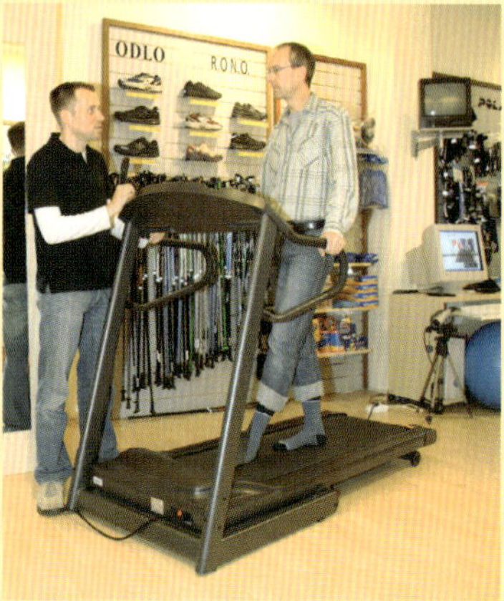

Der richtige Schuh ist die wichtigste Ausrüstung, um ein optimales Training zu ermöglichen. Zum einen stützt und führt er den Fuß, zum anderen dämpft er den Aufprall und reduziert damit die Belastung für die Gelenke. Außerdem mindert der Schuh durch sein griffiges Profil die Ausrutschgefahr. Maßgeblich für die richtige Auswahl sind dabei die Fußanatomie (Normal-, Hohl-, Senkfuß), die Beinachse (X- oder O-Beinstellung) sowie die Abrollbewegung des Fußes (Supination, Pronation).

Für jede Körperkonstitution ist heutzutage auch der passende Schuh zu ermitteln. Unbedingt empfehlenswert ist dazu eine ausführliche Gang- oder Laufbandanalyse, die viele Sportgeschäfte mittlerweile anbieten.

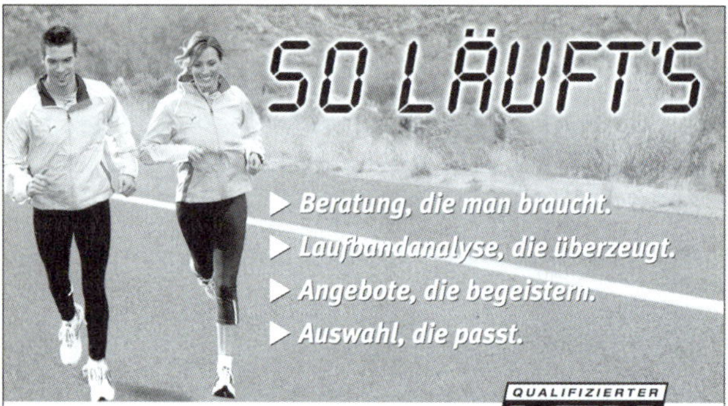

QUALIFIZIERTER LEX PARTNER

ACTIVE SPORTSHOP

Bielefeld Niederwall 51 · Tel. 0521-171116
Gütersloh Blessenstätte 27 · Tel. 05241-212994
Herford Rennstraße 26 · Tel. 05221-121550
www.active-sportshop.de

Bekleidung

Die richtige Kleidung ist neben dem Schuh der zweite wichtige Faktor für ein erfolgreiches Training.

Bei sportlicher Aktivität schwitzt man. Dies ist ein ganz natürlicher Vorgang, um den Körper auf Normaltemperatur zu halten. Bekleidung aus Naturfasern wie Baumwolle nehmen die Feuchtigkeit in der Faser auf, d.h. die Fäden saugen sich voll, quellen auf und halten sie fest. Dadurch ist der Körper immer mit einer feuchten Schicht umgeben, die nicht nur schwer trocknet, sondern auch die weitere Abgabe von überflüssiger Körperwärme nach draußen verhindert. Das ist ein unangenehmes Gefühl. Der Körper kann bei Aktivität überhitzen bzw. in Pausen schnell unterkühlen. Die Temperatur wird nicht mehr reguliert.

Funktionelle Sportbekleidung hat die Aufgabe, die Feuchtigkeit vom Körper weg zu transportieren und an die Umgebung abzugeben. Da für diesen Zweck Naturfasern ungeeignet sind, wurden spezielle Fasern auf der Basis von Polyester oder Polypropylen entwickelt. Ihr größter Vorteil liegt darin, keine Feuchtigkeit in der Faser aufzunehmen, sondern nur an die Außenseite der Bekleidung zu transportieren.

Tipps:

- ★ Das Material sollte atmungsaktiv und wasserabweisend sein
- ★ Nach dem „Zwiebelprinzip" anziehen
- ★ Immer etwas weniger anziehen, um die Gefahr eines Hitzestaus zu vermeiden

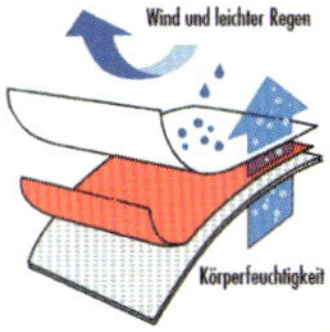

- Darüber(Wind – und Wetterschutz)
- Dazwischen, (Isolations – und Wärmeschicht)
- Darunter (Funktionswäsche),

Trainingsempfehlungen

Herzlichen Glückwunsch! Sie haben sich entschieden, mit dem Nordic Walking positive gesundheitliche Anpassungen zu erreichen und möchten Ihr Training gezielt steuern. In diesem Kapitel sind greifbare wesentliche Hinweise aus der allgemeinen Trainingslehre dargestellt.

▸▸ ***In Anlehnung an verschiedene wissenschaftliche Studien gelten 1500 verbrannte Kalorien Pro Woche (= ca. 3 Std. Nordic Walking) als präventiver Schutz vor Zivilisationskrankheiten***

Wichtigstes Element ist dabei die optimale persönliche Belastungsdosierung zu ermitteln – d. h. weder den Körper zu unterfordern, keinesfalls aber zu überfordern!

Als Belastungskriterium dient die Puls- bzw. Herzfrequenz. Sie gibt Aufschluss über die „Drehzahl" Ihres körpereigenen Motors, dem Herzen und damit auch über den Grad der aktuellen Anstrengung. Die einfachste Form der Belastungskontrolle ist das manuelle Pulsfühlen am Handgelenk. Noch genauer ist der Puls mit Hilfe eines elektronischen Herzfrequenzmessers (Pulsgurt, Pulsuhr) zu ermitteln.

Der „grüne Drehzahl-Bereich" liegt bei 50 – 85 % der maximalen Herzfrequenz (HFmax = 220 – Lebensalter). Welcher Gang bzw. welche Geschwindigkeit für Sie optimal ist, richtet sich nach Ihrem Trainingszustand (= Ruhepuls vor dem Aufstehen), Ihrem Alter und Ihrem persönlichen Trainingsziel.

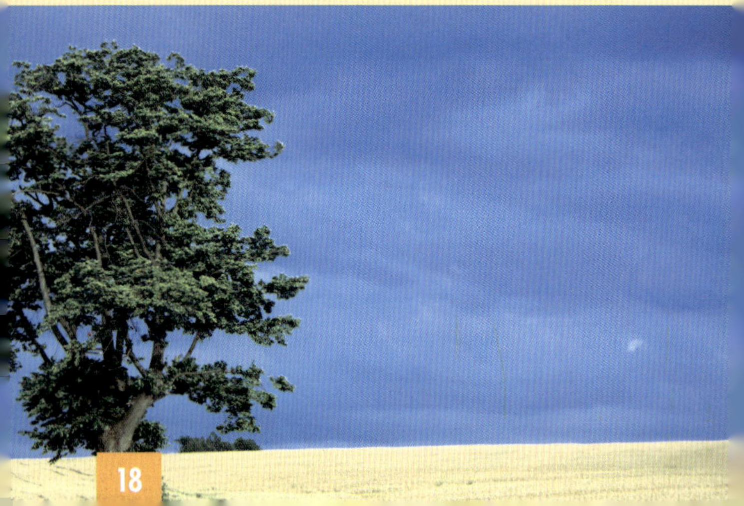

Als eine Möglichkeit für eine alltagstaugliche Trainingssteuerung sei hier die so genannte „Karvonen-Formel" genannt.

Karvonen-Formel

- ★ Frauen: (226 – Alter – Ruhepuls) x Trainingsziel + Ruhepuls
- ★ Männer: (220 – Alter – Ruhepuls) x Trainingsziel + Ruhepuls

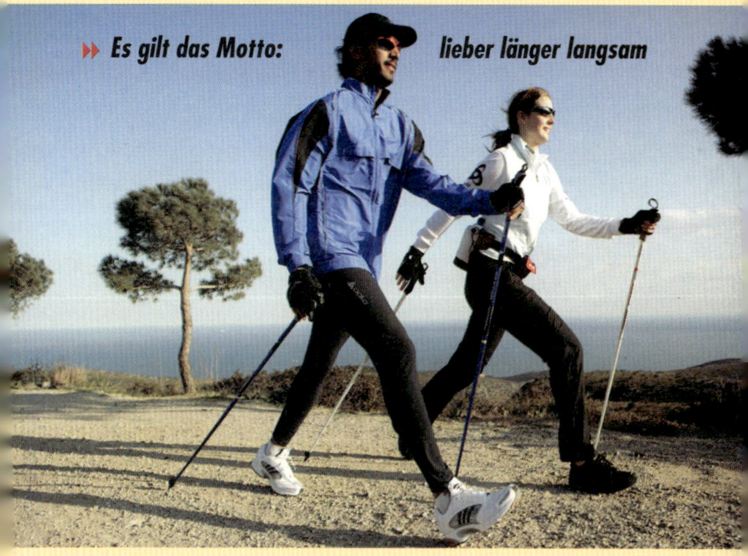

Trainingsziele:

- ★ Regenerationstraining (Einsteigerzone 50 – 60 % der HFmax)
- ★ Gewichtsreduktion (Fettverbrennung 55 – 75 % der HFmax)
- ★ Leistungssteigerung (aerobes Herz Kreislauf-Training 60 – 85 % der HFmax)

Praxis-Beispiel: Ein 50- jähriger Nordic Walker möchte abnehmen:

untere Pulsgrenze: (220 – 50 – 70) x 0,55 + 70 = 125 Trainingspuls
obere Pulsgrenze: (220 – 50 – 70) x 0,75 + 70 = 145 Trainingspuls

Für den angestrebten Erfolg auf der Waage sollte sich die Beispielperson während des Walkens innerhalb dieser Grenzen bewegen.

Bei der Dauer und der Häufigkeit muss er sich von den oben erwähnten drei Stunden pro Woche nicht abschrecken lassen. Erste Trainingsumfänge von zweimal 30 min pro Woche sind ein guter Start und können für optimale Ergebnisse langsam auf bis zu 90 min gesteigert werden.

Kulturlandschaft und Sport - eine ideale Verbindung

Auf der lieb gewordenen Feierabend-Runde „um den Pudding“ oder „durch die Bauern“ - hat man Landschaftserlebnis Schritt für Schritt. Seit dem Nordic-Walking-Boom nicht mehr ohne Stöcke. Diese gesundheitsfördernde Aktivität begrüße ich sehr. Als Vertreter der Landwirtschaft muss ich aber gelegentlich ein partnerschaftliches Verständnis und die Bereitschaft zum Miteinander anmahnen.

Unsere Kulturlandschaft ist Arbeitsplatz für die wirtschaftenden Landwirte. Draußen wächst die Grundlage für die hochwertigen Lebensmittel, die wir täglich verzehren. Vergessen wir nicht: Die Zuckerrübe findet sich wieder im Sahne-Karamell-Bonbon und das gesundheitsfördernde Activmilch-Getränk ist aus der Basis Kuhmilch hergestellt.

Es bedarf wohl keiner besonderen Erläuterung, dass Arbeitsprozesse, wie Düngung, Feldbestellung und Ernte mit viel Verkehr und gelegentlich verschmutzten Wirtschaftswegen einhergehen. Gegenseitiges Verständnis und beiderseitige Rücksichtnahme sollten helfen, dass Freizeitsport und Landwirtschaft im Kreis Gütersloh zusammen gehen.

Genießen Sie die vielfältige Kulturlandschaft unseres Kreises. Es ist genug Platz für alle da.

Arnold Weßling
Vorsitzender Westfälisch-Lippischer Landwirtschaftsverband, Gütersloh

Umweltknigge

Die Natur ist unser Partner ...

Danke, dass Sie nicht abseits ausgewiesener Strecken und Wege laufen. Wildlebende Tiere würden gestört und Pflanzen zertreten.

Wie schön, dass Sie leise sind. Nordic-Walking ohne Unterhaltung, ist nur halb so schön. Lautstärke ist dazu allerdings nicht erforderlich.

Vorbildlich, dass Sie die Spitzen Ihrer Stöcke mit Gummipads versehen. Die nicht unerheblichen Geräusche auf steinigen Böden und befestigten Straßen trüben nicht nur die heile Waldidylle sondern stören Tiere, die mit Streßverhalten und Flucht reagieren.

Wir sind Gast im Wald

Ob wir wandern oder walken, ob mit Rucksack, Pulsuhr oder Stöcken. Als selbst aktiver Läufer weiß ich, auch Nordic-Walking heißt: Natur pur und hautnah erleben.

Wald erfüllt mehrere Funktionen: Er ist Nutzwald, Schutzwald und Erholungswald zugleich. Was der Wald allerdings nicht ist: ein großes grünes Fitness-Studio. Das Leben fern von Natur hat unsere Empfindungsfähigkeit für angemessenes Verhalten in der Natur verkümmern lassen. Manchmal sind wir ungewollt unsensibel. Wald jedoch ist ein empfindliches Gefüge, in dem Pflanzen und Tiere zu Hause sind und Forstwirte anpflanzen und ernten.

Natur gehört uns allen. Der Wald gehört den Waldbauern. Er ist in der Region Ostwestfalen für Waldbauern und weiteres nachgeschaltetes Gewerbe ein wichtiger Arbeitgeber. Beim Sport im Wald sind Spielregeln einzuhalten. Aus gutem Grund sind manche Wege oder Flächen im Wald gesperrt: Forst-arbeiten, Holztransporte, Tier- oder Pflanzenschutz haben Vorrang vor der Erholung. Das dient der Sicherheit und der Nachhaltigkeit unseres Waldes.

Von einem Gast im Wald darf man entsprechendes Verhalten auch gegenüber dem Forst- und Jagdpersonal erwarten. Aus Rücksicht auf die im Wald lebende Gemeinschaft von Tieren vermeiden wir unnötigen Lärm und tollen nicht spätabends durch die Botanik. Wald ist erholsam, Wald tut gut - seien Sie dabei ein gern gesehener Gast!

K.-H. Hoyer
Vorsitzender des
Waldbauernverbandes NRW,
Kreisverband Gütersloh

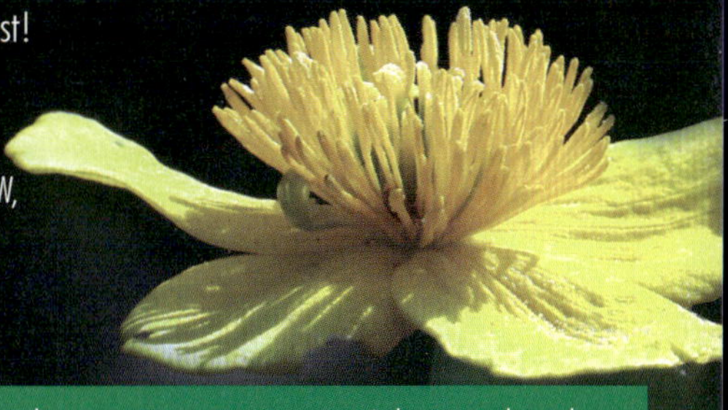

Völlig klar, die Verpackungen von mitgenommenen Lebensmitteln und Getränken werden wieder mit zurückgenommen. Abfall bleibt nicht in der Landschaft liegen – das ist tabu.

Sehr fair von Ihnen, dass Sie tatsächlich Ihren Hund an die Leine nehmen. Wildtiere werden weniger gestört.

Richtig, dass Sie auf den ausgewiesenen Flächen parken.
Die Landschaft ist kein Parkplatz.

Toll, dass Sie sich als Partner der Natur verstehen!

Die Nordic-Walking-Routen

Wir sagen Danke

Viel ehrenamtliche Zeit und Mühe verbergen sich hinter dem Ermitteln und wiederholten Anpassen der geeigneten Streckenverläufe sowie der Streckenbeschreibung und Beschilderung.

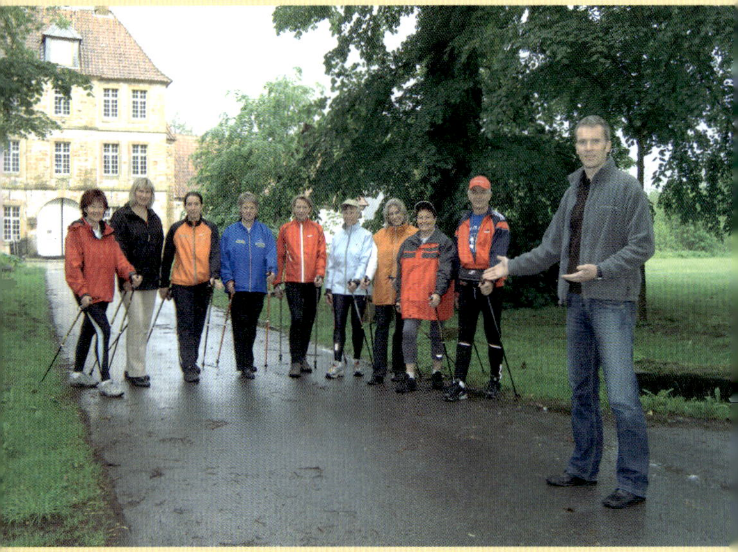

Matthias Kamann bedankt sich stellvertretend für den ***KREISSPORTBUND GÜTERSLOH*** herzlich bei den Vertretern der örtlichen Sportvereine für das engagierte Mitwirken am gesamten Projekt „Nordic Walking im Kreis Gütersloh“:

Mitgewirkt haben:

Christel Birkholz (FLG Gütersloh), Heike Maibrink (SV Spexard), Ute Aschentrup (Bildungswerk KSB Gütersloh), Irene Gerdes (TUS Brockhagen), Birgit Lange (LC Solbad Ravensberg), Jutta Eckstein (SW Marienfeld), Angelika Szczesny (TUS Victoria Clarholz), Waltraud Wiesrecker (Herzebrocker Sportverein), Hedi Hesse/Heidi Fischer (Wiedenbrücker Turnverein), Thekla Pieper (TV Verl), Christel Remmert (SV Germania Westerwiehe) Gerda Otterpohl (TUS Westfalia Neuenkirchen), Wilfried Körber (TUS Viktoria Rietberg), Brigitte Cosfeld (SC Peckeloh), Jürgen Fleischer/Uwe Roggenland (TV Einigkeit Langenberg), Helga Hofmeister (SV Benteler)

Weitere Informationen zu den Strecken, Kontakt zu den Ansprechpartnern der örtlichen Sportvereine sowie die Vermittlung von Nordic Walking-Angeboten erhält man beim Kreissportbund Gütersloh unter Tel. 0 52 41 - 85 14 14

Informationen zu den Nordic-Walking-Routen

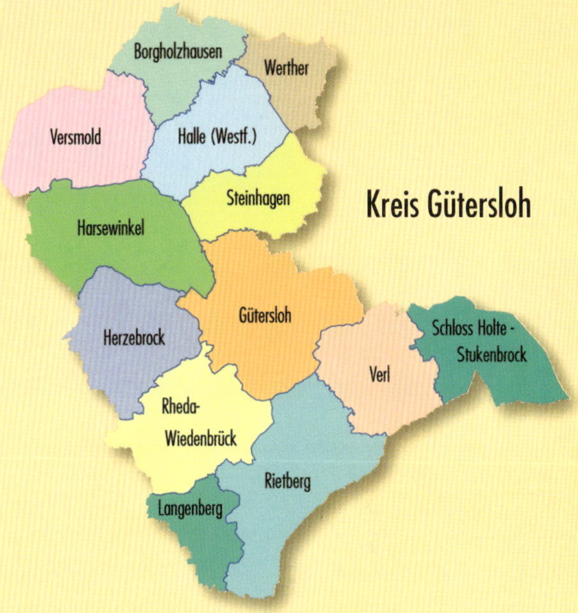

Die Nordic-Walking-Routen basieren größtenteils auf den „Hausstrecken" der örtlichen Sportvereine. In jeder Kommune stehen Routen mit unterschiedlichen Schwierigkeitsgraden und Längenverhältnissen zur Verfügung. Diese Strecken sind in den nachfolgenden Karten entsprechend gekennzeichnet und vor Ort ausführlich beschildert:

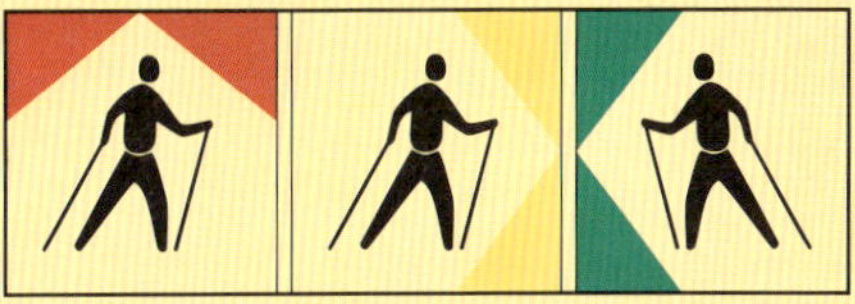

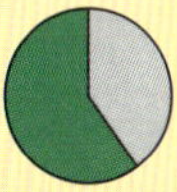

Die Bodenbeschaffenheit ist grafisch im Verhältnis harter Boden (grau = Asphalt, Schotter) zu weichem Boden (grün = Wald- und Wiesenwege) dargestellt. Alle Routen sind von der Abteilung Umwelt hinsichtlich Umweltverträglichkeit überprüft und mit den Städten und Gemeinden, den Naturschutzverbänden, den Waldbauern, den Forstämtern, der Landwirtschaftskammer und insbesondere mit den Privatbesitzern diskutiert und abgestimmt worden. Eine einvernehmliche Streckenführung bedingte allerdings oftmals notwendige Modifikationen, so dass nur wenige Strecken im „Urzustand" verbleiben konnten.

Borgholzhausen

Ein Juwel im Teutoburger Wald

Wer vermag es schon zu sagen, was Borgholzhausen bekannter gemacht hat,

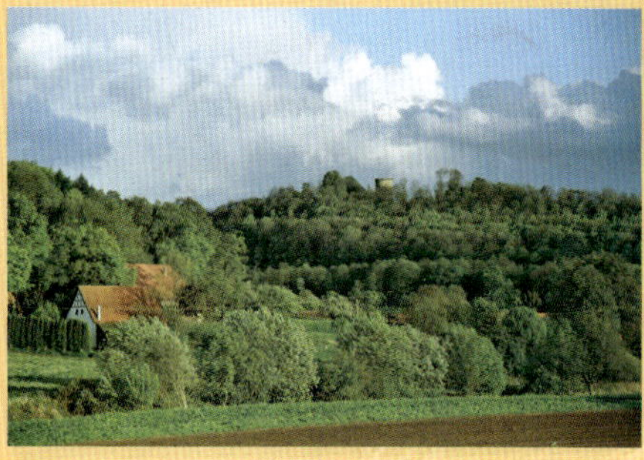

Blick über Barenbergsweg zur Ravensburg

ob es die traditionelle Honigkuchenbäckerei war, die einst den Ruf der Lebkuchenstadt begründete, oder die mächtige Burg Ravensberg, in deren Schatten die historische Stadt seit altersher liegt. Viele ausgeschilderte Wanderwege, wie z.B. der Hermannsweg oder Radrouten, wie die TerraTrail Tour 16 mit verschiedenen Schwierigkeitsgraden, laden hier ein, die herrliche Landschaft zu erkunden.

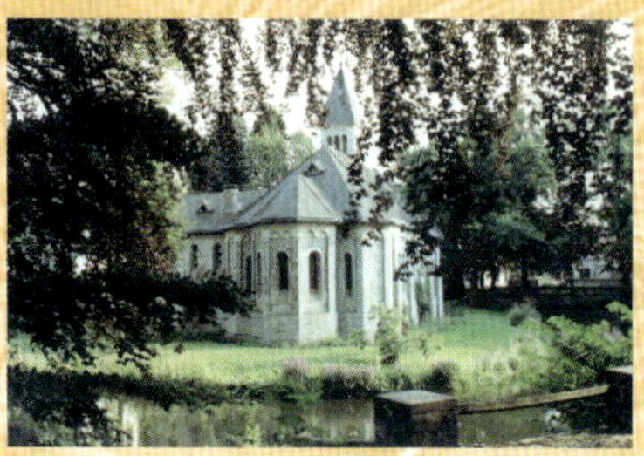

Schloss Brinke

Kunstinteressierte können im Zuge der Borgholzhauser Sommerakademie auf dem Gelände der Freilicht-/Naturbühne Kurse in Stein-, Holzbildhauerei bzw. Modellieren mit Gips sowie Aquarell- und Ölmalerei buchen.

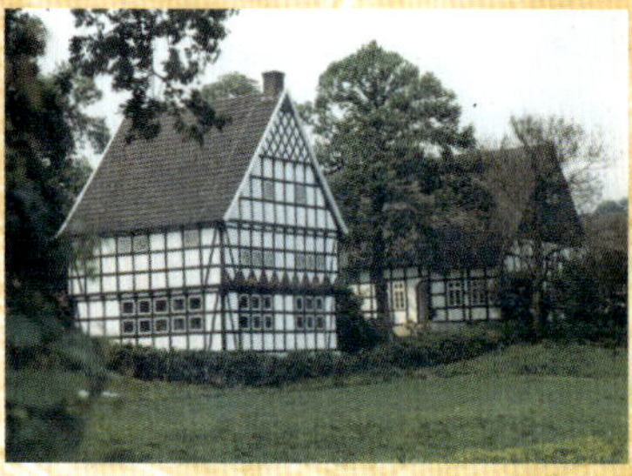

Spiekerhof

Aber auch das Heimatmuseum, der Luisenturm und viele andere Sehenswürdigkeiten laden zu einem Besuch ein. Für Sportler eignet sich das Ravensberger Stadion hervorragend für Wettkampf und Training.

Zwischendurch können Sie bei einer Tasse Kaffee und original Borgholzhauser Lebkuchen im Ladencafé Schulze den Tag genießen.

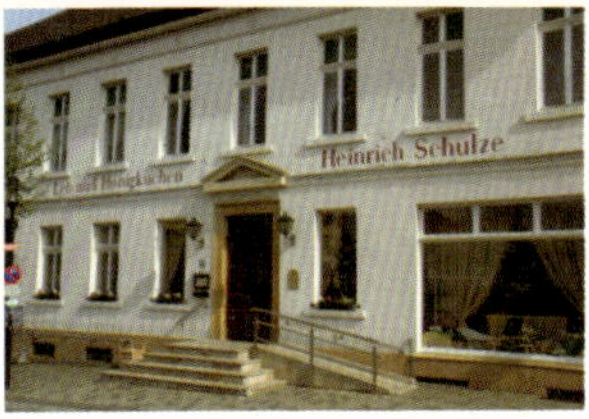

von Ravensberg

Feinstes Borgholzhauser Tafelgebäck

Schulze Ladencafé GmbH, von Ravensberg Tafelgebäck

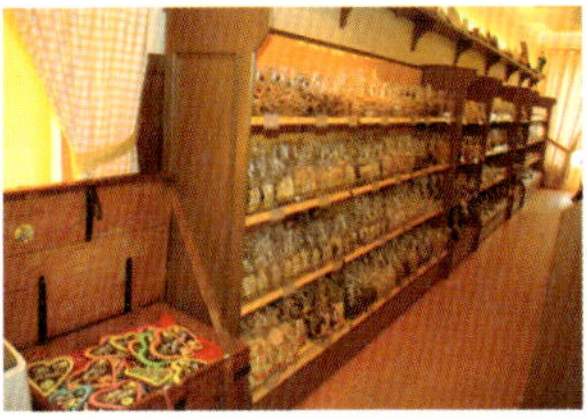

Freistraße 23 • 33829 Borgholzhausen
Fon: 05425 - 93 05 44 • Fax: 05425 - 93 05 46
E-Mail: info@von-ravensberg.de
Internet: www.von-ravensberg.de

Öffnungszeiten des Ladencafes:
täglich 8.30 - 18.30 Uhr, Sa. 8.30 -13.00 Uhr,
So. 14.00 - 18.00 Uhr

ENTSPANNEN - GENIESSEN - ESSEN - TRINKEN
UND ... BEACHEN

IM NEUEN

BIERGARTEN

IM

SEDAN

die Alternative zur Gaststätte
Borgholzhausener Str. 98
33824 Werther
Fon: 0 52 03/53 09
www.sedan-werther.de

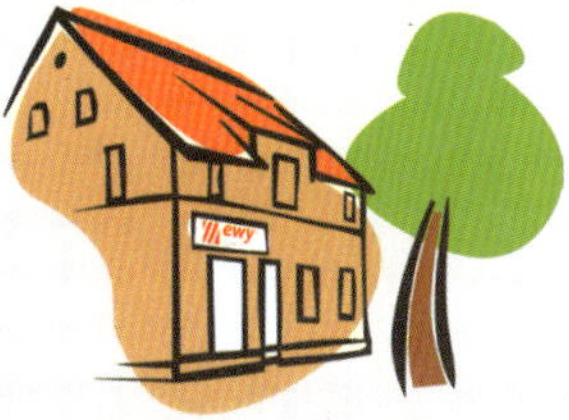

ewy®
sports
RUNNING · WALKING

ewy sports • Britta und Andreas Ewert
Mittelstrasse 3 • 33829 Borgholzhausen
www.ewy.de • postewy.de
Fon: 05425/7228 • Fax: 05425/933738

Stadt und Natur auf allen Wegen im Einklang

Die Kreisstadt will zu Fuß erschlossen werden: über die allgegenwärtigen „Pättkes", die die Innenstadt wie zarte Adern durchziehen und einen überraschenden Einblick in romantische Höfe und üppige Stadtgärten geben, beim Seele auftanken im herrlichen Botanischen Garten mit seinem bekannten Apothekergarten, wo man im Palmenhauscafé stilvoll Rast machen kann. Oder Sie laufen einfach los, immer an der Dalke entlang, bis Sie nur noch Landschaft sehen und der Himmel weit wird. In Gütersloh liegt alles nah beieinander, entspannend flach und auf jedem Meter abwechslungsreich. Geheimtipp für Walker sind die Parks. Der Park der Westfälischen Klinik bietet verträumte Idylle, der Mohns Park lockt mit Sport, Spiel- und im Sommer mit Veranstaltungsangeboten, der Rieger-Park schließlich ist ein Ort der Einkehr und des Einsseins mit der Natur.

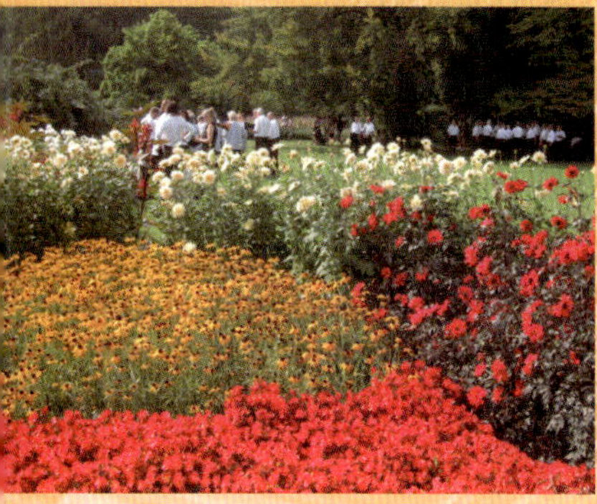

Botanischer Garten

Nicht mehr als zehn Minuten Laufstrecke sind es von der Innenstadt bis zum Stadtpark mit seinem herrlichen Botanischen Garten. Beim Rundgang erfährt der Besucher mit allen Sinnen die Harmonie, die sich in der Konzeption der Laubengänge, der Wasserspiele, des harmonischen Verhältnisses zwischen Beeten und Bäumen ausdrückt.
Der Apothekergarten ist ein Teil des „Botanischen". Nach wissenschaftlichen Gesichtspunkten aufgebaut, fügt er sich nahtlos ins Farben- und Duftpanorama eines der schönsten Gärten Westfalens , für den der weltbekannte dänische Künstler Olafur Eliasson einen „Dufttunnel" konzipierte – ein Kunstwerk, das Auge und Nase anspricht und von Jahr zu Jahr wächst.

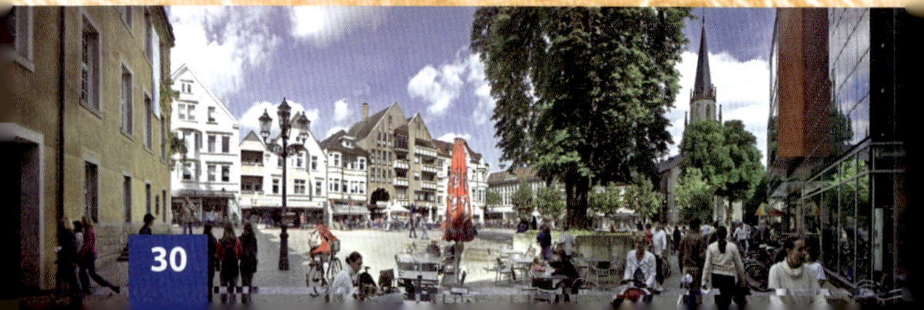

Große Kiebitzhof-Runde 2

Der erste Streckenabschnitt bis zur Wapel ist identisch mit der kurzen (grünen) Strecke. Nach Erreichen des Rhedaer Forstes befindet man sich auf einer landschaftlich reizvollen Strecke und trifft auf das Anglerparadies Bänischsee. Auf dem Rückweg wird das Gebiet eines ehemaligen Schießstandes gestreift, welches neu aufgeforstet wurde und heute ein ausgewiesenes Fledermausgebiet darstellt

Parkplatz:	Kiebitzhof, ausschließlich an der Reithalle Rhedaer Str. 220, 33334 Gütersloh
Distanz:	9,1 km
Bodenbeschaffenheit:	60 % hart / 40 % weich

Spexard-Dalke-Route 3

Durch ein Wohngebiet gelangt man schnell in den Stadtpark. Hier lohnt sich eine zusätzliche Runde durch den Stadtpark/Botanischen Garten/Apotheker Garten. Diese bieten zu jeder Jahreszeit ein wunderschönes Farbenspiel und es duftet herrlich. Entlang der Dalke führt die Route vorbei am Parkbad (bei 30 cm Wassertiefe Güterslohs größtes Planschbecken) und dem Erlebnisbad „ Die Welle". Wer noch Lust auf eine anschließende Entspannung verspürt, kann sich hier im großzügigen Saunabereich noch etwas Gutes tun.

Weiter geht es flussaufwärts durch die typische Feld- und Wiesenlandschaft Güterslohs. Zurück gelangt man oft parallel mit dem Fuhrmannsweg über wenig befahrene Straßen und Wirtschaftswege entlang naturgeschützter Landschaften durch die Gütersloher Ortsteile Sundern und Spexard bis zum Ausgangspunkt..

Parkplatz:	Spexarder Sporthalle, Bruder-Konrad-Str. 100, 33334 Gütersloh
Distanz:	12,8 km
Bodenbeschaffenheit:	70 % hart / 30 % weich

Gütersloh

Stadt Gütersloh

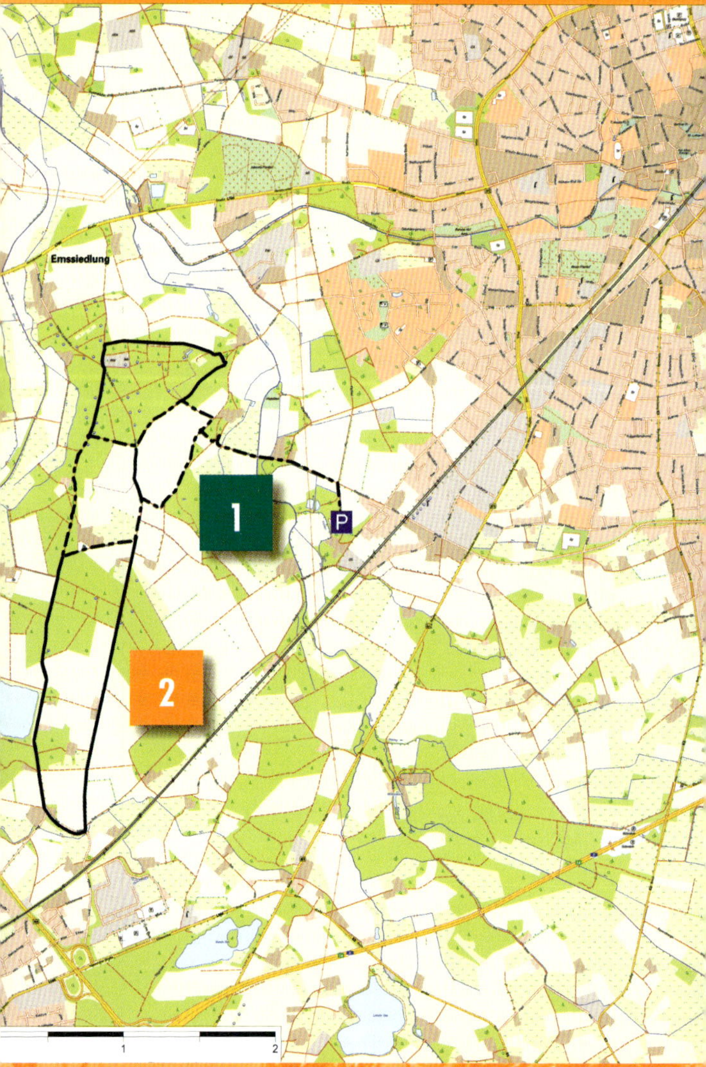

Kleine Kiebitzhof-Runde
4,7 km

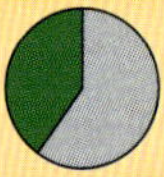

1

Große Kiebitzhof-Runde
9,1 km

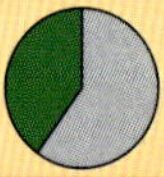

2

Gütersloh-Information im Rathaus, Berliner Straße 70, 33330 Gütersloh,
Tel. 0 52 41/82 27 49 • Fax 0 52 41/82 21 39 oder unter www.guetersloh.de im Internet,
e-mail: Verkehrsverein.Stadt Guetersloh@gt-net.de • StadtGuetersloh@gt-net.de

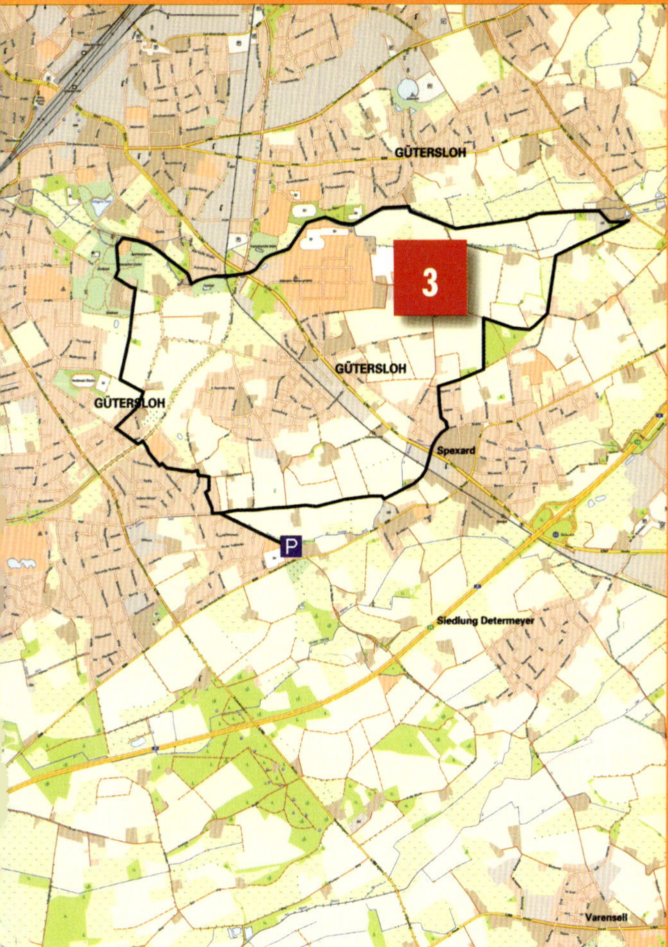

Spexard-Dalke-Route
12,8 km

3

Kleine Kiebitzhof-Runde 1

Vom Parkplatz aus geht es links durch ein Kartoffelanbaugebiet in Richtung des kleinen Flusses Wapel (hier wurde früher das Schwimmen gelehrt). Für eine kurze Rast kann man in dem rechts von der Strecke liegenden Wapelbad (Luft und Freilichtbad) die berühmten Wapelsterne (Kartoffelpuffer) kosten.

Über Feldwege nähert man sich dem Rhedaer Forst, der sich bis in den Grenzbereich Rheda Wiedenbrück erstreckt. Hier wechseln sich Feld-, Wiesen- und Waldwege ab und gewähren einen Einblick in das schöne Waldgebiet, das größtenteils aus Nadelhölzern besteht. Über einen asphaltierten Landwirtschaftsweg erreicht man nach ca. einem Kilometer wieder den Ausgangspunkt.

Vor oder nach den beiden Rundwegen lädt der Kiebitzhof (www.kiebitzhof.de) mit vielfältigen Angeboten ein:

» Sinnespark: Erfahren Sie ein einmaliges Sinneserlebnis (hören – sehen – tasten – fühlen)

» Café Kiebitzhof: Mit 60 Außen- und 30 Innenplätzen bietet das Cafe die Möglichkeit, wetterunabhängig ökologischen Kaffee + Kuchen zu genießen.

» Kiebitzladen: Führt Bio-Produkte

» Streichelzoo

» Bio-Landwirtschaft (Führungen, Tel. 05241 - 500 01 22)

Parkplatz:	Kiebitzhof, ausschließlich an der Reithalle Rhedaer Str. 220, 33334 Gütersloh
Distanz:	4,7 km
Bodenbeschaffenheit:	60 % hart / 40 % weich

Die Welle

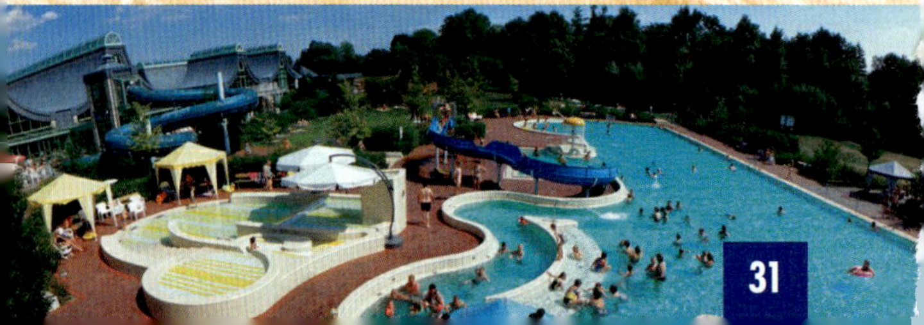

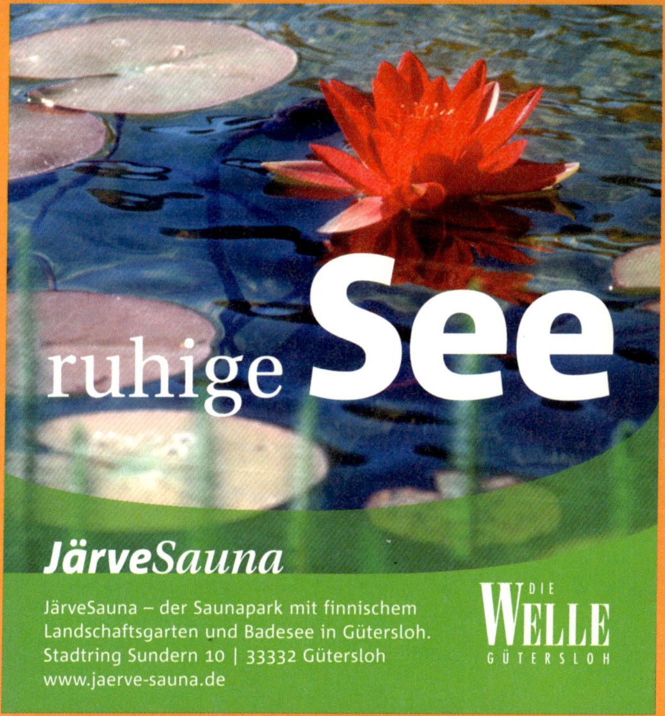
ruhige See
JärveSauna
JärveSauna – der Saunapark mit finnischem Landschaftsgarten und Badesee in Gütersloh.
Stadtring Sundern 10 | 33332 Gütersloh
www.jaerve-sauna.de
DIE WELLE GÜTERSLOH

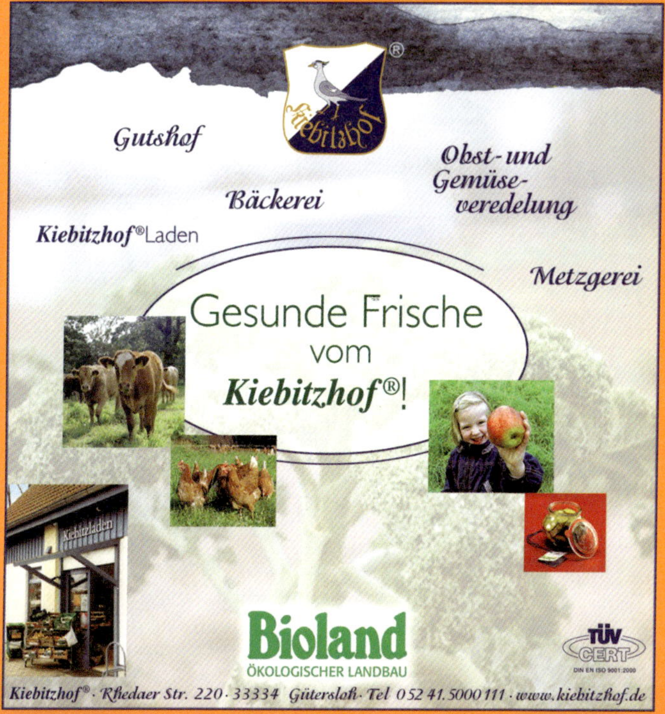
Kiebitzhof
Gutshof
Bäckerei
Obst- und Gemüse-veredelung
Kiebitzhof®Laden
Metzgerei
Gesunde Frische vom Kiebitzhof®!
Kiebitzladen
Bioland
ÖKOLOGISCHER LANDBAU
TÜV CERT
Kiebitzhof® · Rhedaer Str. 220 · 33334 Gütersloh · Tel 05241.5000111 · www.kiebitzhof.de

Halle

Die Stadt Halle (Westf.) mit ihren 21.600 Einwohnerinnen und Einwohnern liegt in einer Höhenlage von 70 – 316 mm über NN am Südhang des Teutoburger Waldes. Im historischen Stadtkern trifft man immer wieder auf Spuren der über 750-jährigen Stadtgeschichte. Mit der romanischen St. Johanniskirche, umringt von Fachwerkhäusern und alten Bäumen, zählt der Haller Kirchplatz, im Volksmund liebevoll „Haller Herz" genannt, wohl zu den schönsten seiner Art im Ravensberger Land.

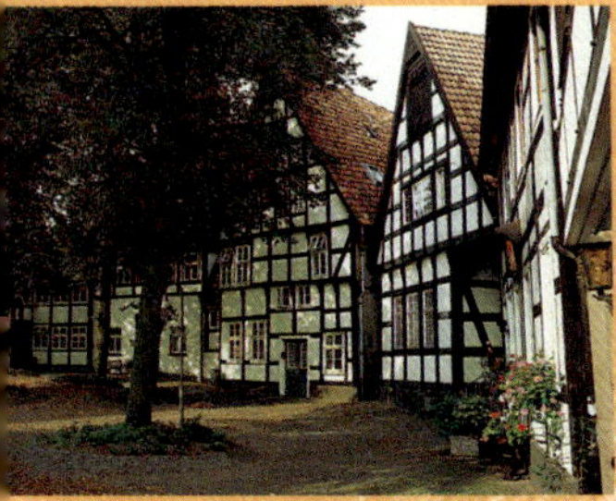

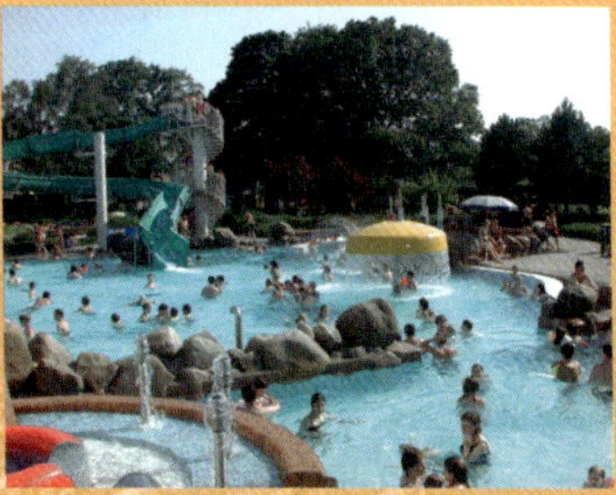

Schwimmern im Lindenbad, Golfern, Radlern, Wanderern und Reitern bieten die Stadt und das Ravensberger Land vielfältige sportliche Aktivitäten. Erkunden Sie die Stadt einmal per Rad oder zu Fuß. Die Innenstadt, die Wälder und Wiesen der Umgebung oder Berg- und Talfahrten im Teutoburger Wald bieten nahezu für jede Kondition den richtigen Rahmen.

Romantische Wege durch prächtige Laub- und Nadelwälder, zauberhafte Ausblicke ins Ravensberger Hügelland und über die Stadt, idyllisch gelegene Waldgräber und ein Waldlehrpfad bieten eine Vielfalt von Erlebnissen. Der idyllische Anblick von Schloss Tatenhausen oder der barocken Pfarrkirche Stockkämpen begeistert jedermann.

Überregional ist HalleWestfalen nicht nur als Tennisstadt durch die Gerry Weber Open, sondern auch als Musikstadt bekannt. Das umfangreiche musikalische Angebot reicht von den Haller Bach-Tagen, Opern, Pop- und Rockkonzerten bis hin zu Auftritten von weltweit populären Musikern wie Andrè Rieu und Peter Maffay.

Gut Essen und Trinken hat in HalleWestfalen Tradition. Und so wartet die Haller Gastronomie mit allem auf, was Freude macht. Ob deftig oder leicht, ob bodenständig oder mediterran.

Herzlich willkommen in HalleWestfalen !

HALLE WESTFALEN
ZUM WOHLFÜHLEN

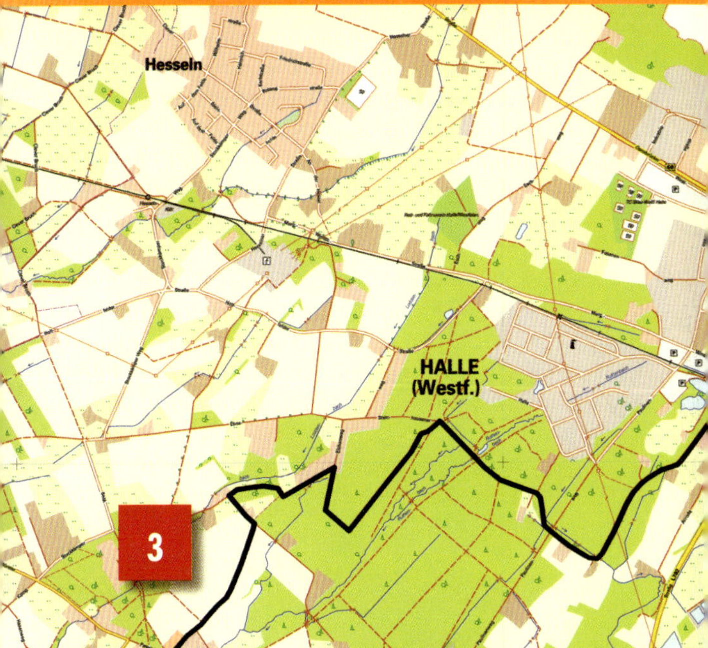

Kleine-Wald-Runde
3,2 km
1

Stockkämpen-Runde
9,5 km
3

Stockkämpen-Runde 3

Vom Parkplatz aus wendet man sich nach rechts und folgt dem Rad- und Fußweg in Richtung Hörste. Am Ende der asphaltierten Strecke verlässt man den Weg und geht durch ein kleines Waldstück über den so genannten Paterpatt bis zu der sehenswerten Waldkirche Stockkämpen.

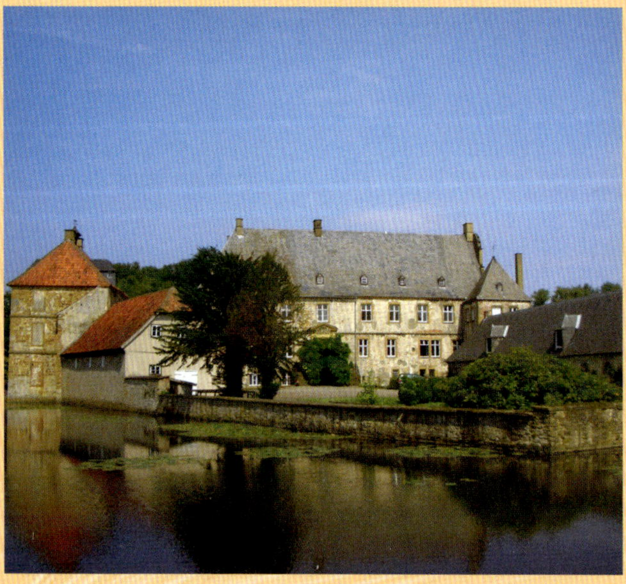

Schloss Tatenhausen

Weiter führt der Weg durch den Forst. Vermerkt man an manchen Tagen einen süßlichen Geruch, kommt dieser von dem Süßwarenhersteller Storck, der oberhalb des Waldes seine Produktionsstätte unterhält.

Weiter führt der Weg vorbei an der Kleingarten-Anlage Brandheide, bis das Schloss Tatenhausen nach Querung der Umgehungsstraße wieder in Sicht kommt und man zum Ausgangspunkt zurückkehrt.

Parkplatz:	Parkplatz Schloss Tatenhausen, Halle/Westfalen
Distanz:	9,5 km
Bodenbeschaffenheit:	80 % hart / 20 % weich

Kleine-Wald-Runde 1

Man verlässt den Parkplatz nach rechts und folgt dem Rad- und Fußweg. Nach ca. 300 Metern wieder rechts weitergehen, vorbei am Wasserschloss Tatenhausen. Ab hier geht es über unbefestigte Wege weiter durch den Tatenhauser Wald. Es folgt nochmals ein kleines Stück Straße, das aber über eine Wiese umgangen werden kann.

Parkplatz:	Parkplatz Schloss Tatenhausen, Halle/Westfalen
Distanz:	3,2 km
Bodenbeschaffenheit:	20 % hart / 80 % weich

Rund-um-die-Kaffeemühle 2

Vom Parkplatz aus geht es über einen Wiesenweg in Richtung Wald. Hier liegen versteckt einige alte Grabstätten, wo zum Teil heute noch Bestattungen vorgenommen werden dürfen. Entlang des Weges stößt man auf weitere Gedenkstätten und Denkmäler, die von ehemaligen Kaufleuten der Stadt Halle gespendet wurden. Die schönste Aussicht auf Halle bis hin zu den Beckumer Bergen hat man von der „Kaffeemühle“, einem Denkmal oberhalb des Parkplatzes. Die Strecke ist ein reiner Waldweg im Teuto und mit einigen Steigungen verbunden.

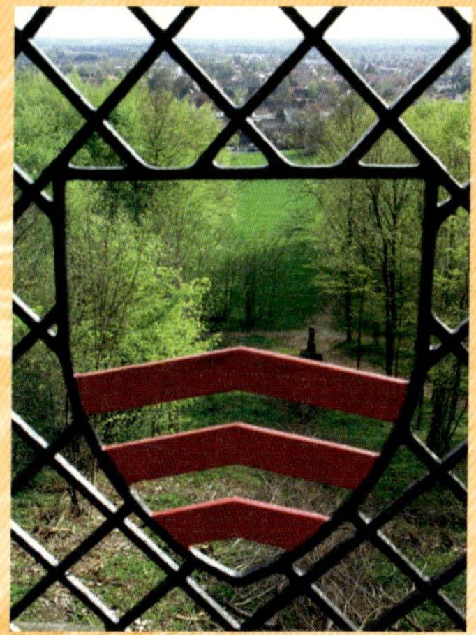

Blick von der Kaffeemühle auf Halle

Parkplatz:	Wanderparkplatz Werther Str., Am Schützenberg, Halle/Westfalen
Distanz:	3,3 bis 4,3 km (siehe Karte)
Bodenbeschaffenheit:	10 % hart / 90 % weich

Stadt Halle (Westf.), Ravensberger Straße 1, 33790 Halle (Westf.)
Telefon (0 52 01) 1 83 – 0 • Telefax (0 52 01) 1 83 – 1 10
Internet: www.hallewestfalen.net • E-Mail: hallewestfalen@gt-net.de

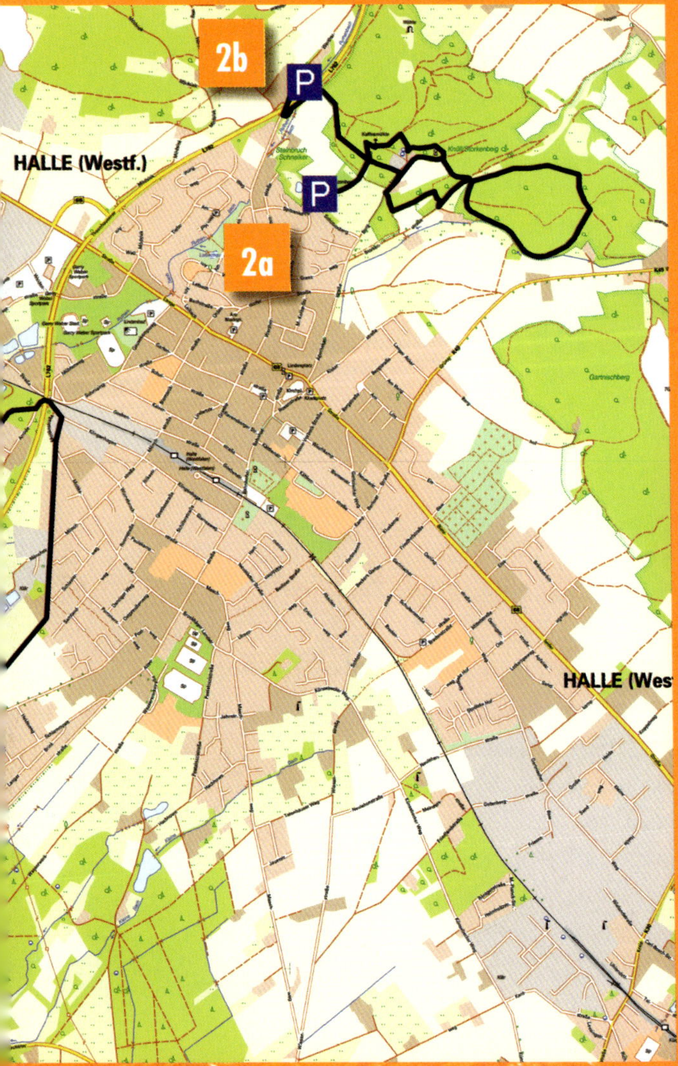

Rund-um-die-Kaffeemühle
3,3 km - ab Schützenberg (2a)
4,3 km - ab Werther Str. (2b)

2

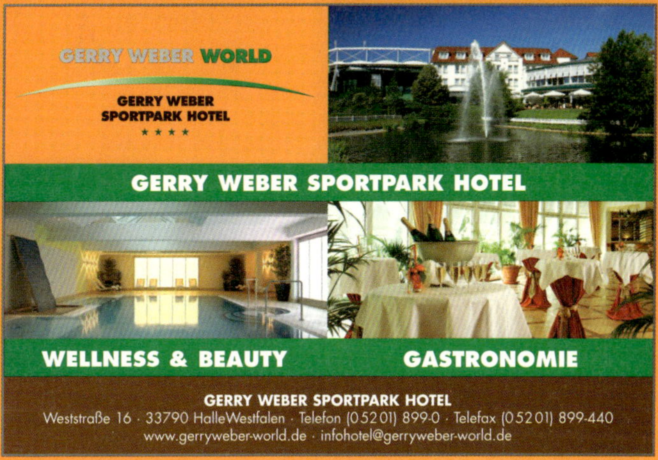

www.lindenbad.de

Fon: 05201-97141-0

Lindenbad

...für die ganze Familie

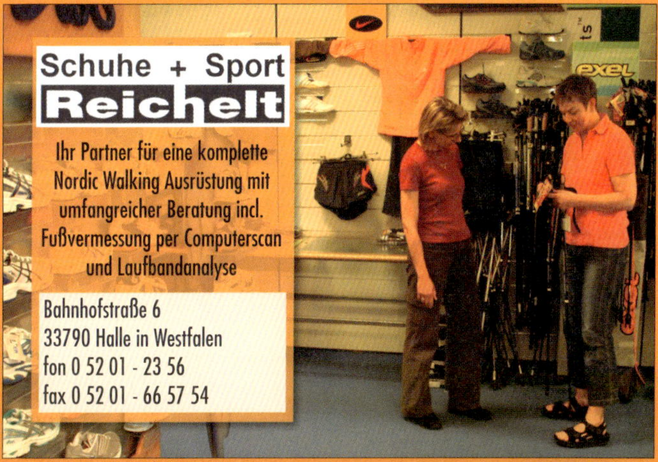

Harsewinkel

Harsewinkel liegt bei 24.000 Einwohnern am Schnittpunkt der beiden westfälischen Gebiete Münsterland und Minden-Ravensberg. Die schöne münsterländische Stadt liegt direkt am Europaradweg R 1 und Emsradweg. Nach einer Tour können Sie sich abends in den zahlreichen Kneipen und Restaurants für den nächsten Tag stärken. Die Landschaft kennzeichnen ausgedehnte Felder und Wiesen, Pferde als Markenzeichen Westfalens, und der Oberlauf der Ems, des fünftgrößten Flusses in Deutschland.

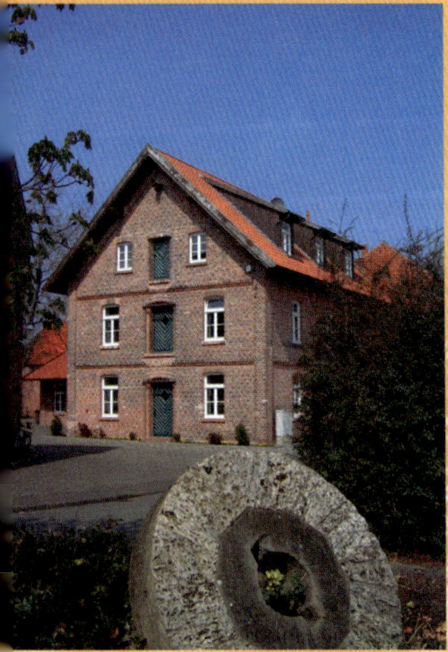

Bürgerhaus Greffen

Das älteste Naturschutzgebiet im Kreis Gütersloh, das 8,9 ha große Hühnermoor, ist der Rest eines größeren Hochmoores, das vor nahezu 4.000 Jahren entstanden ist. Die Moorflächen wurden nach und nach trocken gelegt. Noch bis 1925 wurde im Hühnermoor Torf abgebaut, der als Brennstoff diente.

Heute bietet es eine einzigartige Fauna und Flora mit seltenen Pflanzen und Tieren. Besonders reizvoll ist ein Besuch der Hühnermoores im Juni während der Wollgrasblüte. Zu den bedeutendsten mittelalterlichen Architekturdenkmälern zählt die Marienfelder Klosterkirche. 1222 wurde die Kirche der Zisterzienserabtei Marienfeld geweiht. Die 1751 vollendete Johann-Patroclus-Möller-Orgel beeindruckt als klangvolles Zeitdokument die Besucher. Moderne Glaskunst und aktuelles Glasdesign kann hingegen im Atelier von Georg Michael Gausling am Klosterhof in Marienfeld bestaunt werden. Das Glascafé lädt zudem zu einer kleinen Erfrischung inmitten der vielfältigen Glasobjekte ein.

Überregionale Bedeutung hat der Farmhouse Jazzkotten. Auch der Modellflugplatz Ikarus und die Motorradrennbahn im Emstalstadion, in der sich alljährlich zu Pfingsten die Weltelite des Sandbahnsports trifft, sind eine Reise wert.

Lutterweg 3

Start ab Klosterhof, wie Strecke 2 bis Heimatmuseum und dann immer an der Lutter entlang bis nach Isselhorst.

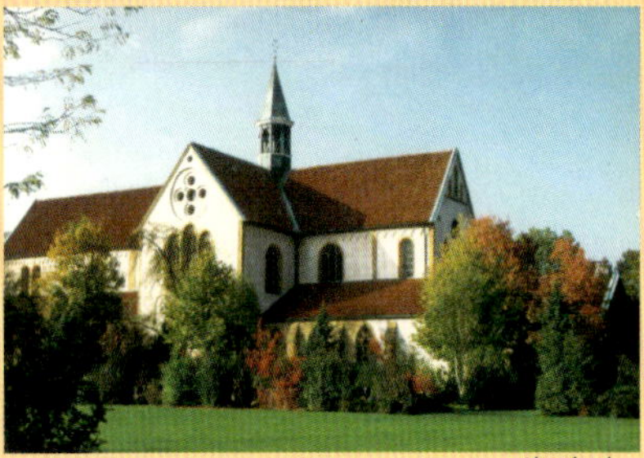

Abteikirche

Der Weg ist einfach zu finden. Diese Strecke ist so schön, dass man den gleichen Weg auch zurückgehen kann, z.B. den Rest der Strecke 1. Wer nicht so weit walken möchte, sollte sich in Isselhorst abholen lassen oder ein dort geparktes Auto benutzen (an der Isselhorster Kirche möglich).

Parkplatz:	Klosterhof Marienfeld, Marienfeld
Distanz:	11,15 km hin und zurück 22,3 km
Bodenbeschaffenheit:	70 % hart / 30 % weich

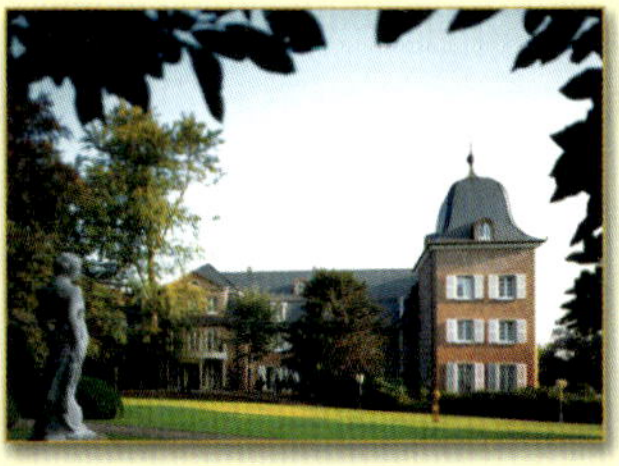

HOTEL
KLOSTERPFORTE

In aller Ruhe genießen.

Klosterhof 2 -3
33428 Marienfeld
Telefon 0 52 47 / 70 80
Telefax 0 52 47 / 8 04 84
e-mail: post@klosterpforte.de

* * * *
www.klosterpforte.de

Harsewinkel

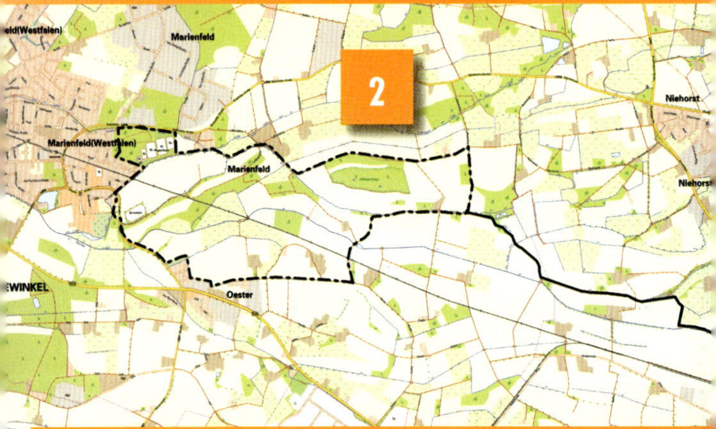

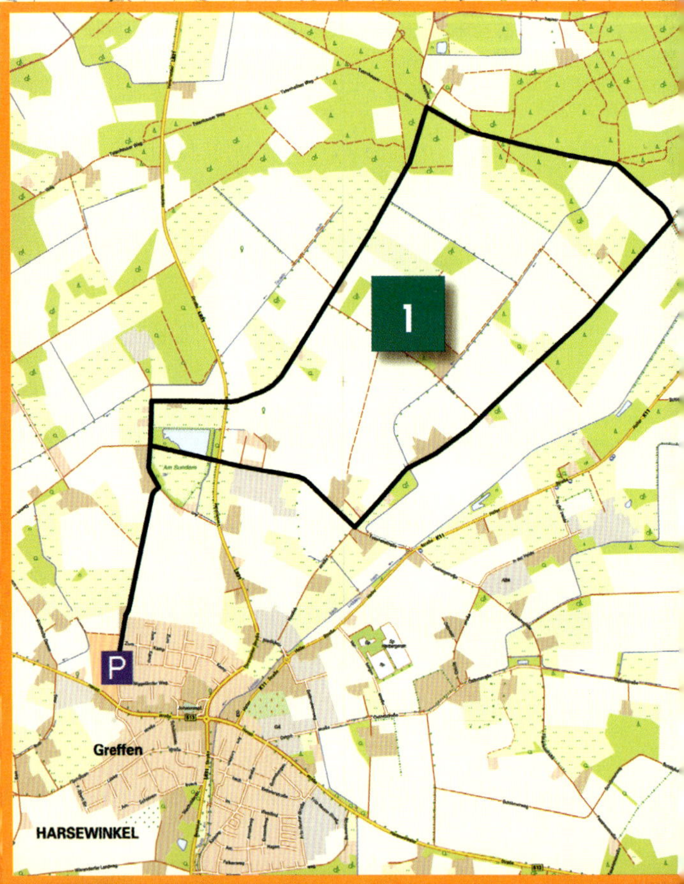

Stadt Harsewinkel, Bürgerbüro, Münsterstr. 14, 33428 Harsewinkel
Telefon (0 52 47) 9 35 – 2 00 • Telefax (0 52 47) 9 35 – 1 14
E-mail: Buergerbuero.Harsewinkel@gt-net.de • www.harsewinkel.de

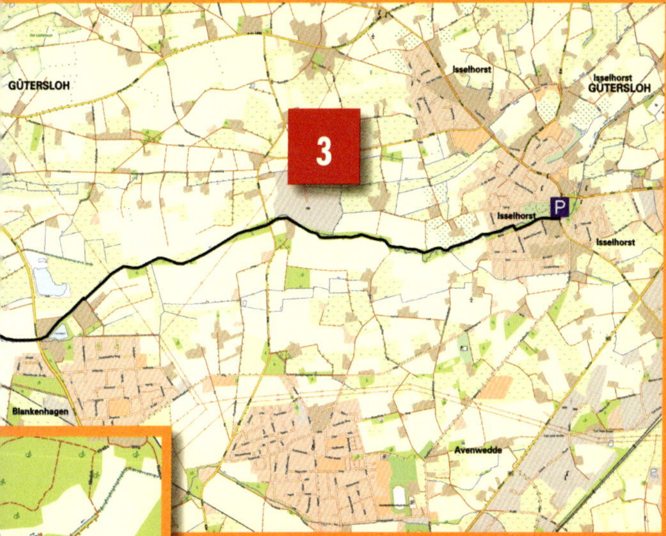

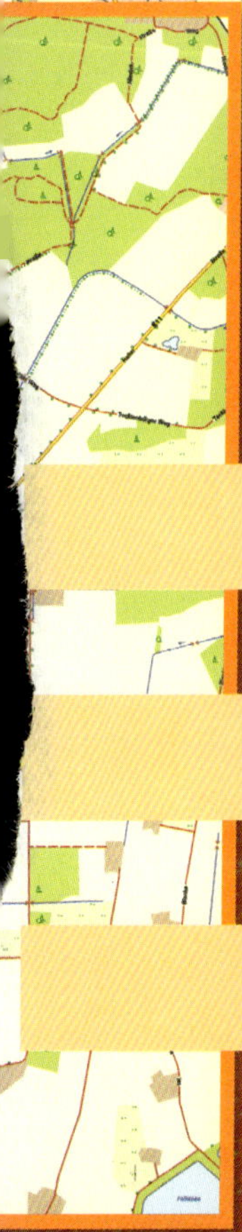

Greffener Mark
7,3 km
1

Rund ums Hühnermoor
7,8 km
2

Lutterweg
11,15 / 22,3 km
3

Greffener Mark 1

Von der Grundschule Greffen aus wird man über Landwirtschaftswege mit äußerst geringem Autoverkehr geführt. Hier befindet sich rechts ein wunderschönes Waldgebiet. Es gehört zum Gut Niedick und befindet sich in Privatbesitz. Über „Zur Heichte", „Am Sundern" und die „Schulstraße" geht es wieder zurück zur Grundschule

Parkplatz:	Grundschule Greffen, Schulstr. 5, 33428 Harsewinkel
Distanz:	ca. 7,3 km
Bodenbeschaffenheit:	100 % hart

Rund ums Hühnermoor 2

Vom Klosterhof (ehemaliges Zisterzienserkloster) startet man - vorbei am Friedhof - in Richtung Sportplatz. Man folgt rechts dem Fahrradweg in Richtung Deutsches Haus und biegt vor der Pattbrede links ab. Durch die Oester führt der Weg zum Heimatmuseum (im Sommer an Sonntagen geöffnet).

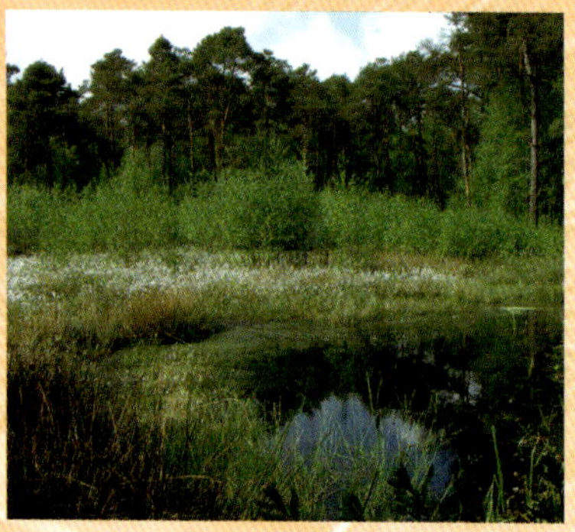

Hühnermoor

Danach geht es links in Richtung Hühnermoor entlang dem Lutterweg. Das Hühnermoor liegt in einem Naturschutzgebiet, kann aber dennoch durchlaufen werden. Der Weg führt über den Tennisplatz zurück zum Ort. Bereits von hier aus ist die Kirche von Weitem zu sehen.

Parkplatz:	Klosterhof Marienfeld, Marienfeld
Distanz:	7,8 km
Bodenbeschaffenheit:	70 % hart, 30 % weich

HOTEL ZUR BRÜCKE

Gerd Johannsmann
Hauptstraße 38
33428 Harsewinkel-Greffen
Telefon 02588 / 890

Internet:
www.hotel-zur-bruecke.de
mail:
info@hotel-zur-bruecke.de

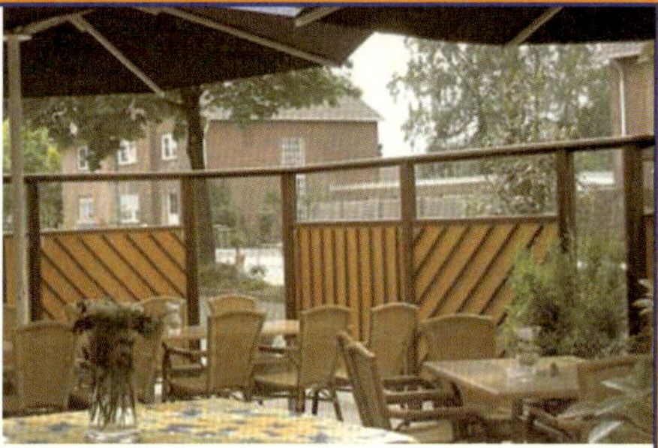

Bei uns können Sie starten - oder auch einen Zwischenstop einlegen!
Nach Ihren Aktivitäten erfrischen wir Sie!
Kostenlose Parkmöglichkeiten vorhanden!

stopp

...gegen Vorlage dieser Anzeige gibt es **20% Rabatt** auf Walking- Stöcke oder Schuhe!

geht doch

mit der Nordic Walking Aktion (bis 31.12.06) bei >>

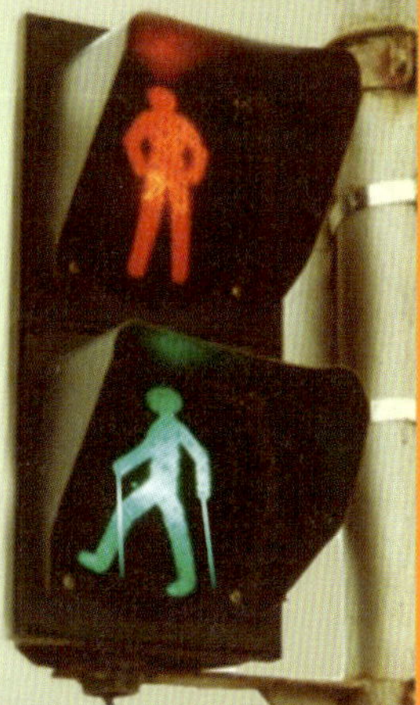

SPORT WECKENBROCK

Klosterstraße 17 - 33428 Marienfeld - www.sport-weckenbrock.de

Herzebrock-Clarholz

Zwei Klostergründungen – im Jahre 860 ein Kanonissenstift in Herzebrock und 1133 ein Prämonstratenserkloster in Clarholz - sind der Ursprung der Gemeinde Herzebrock-Clarholz, die am 1. Januar 1970 im Zuge der kommunalen Gebietsreform gebildet wurde.

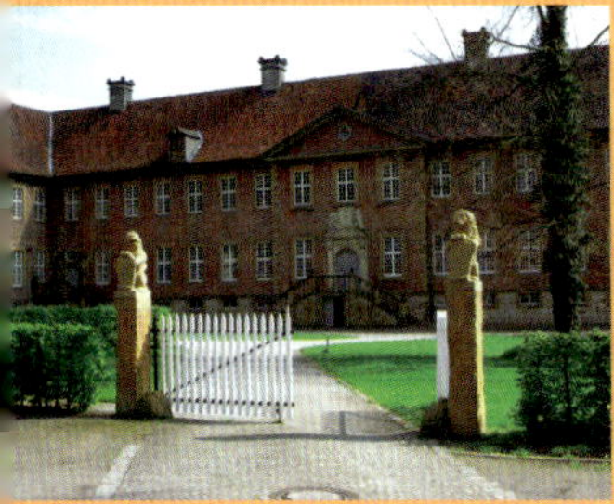

Löwentor an der Probstei

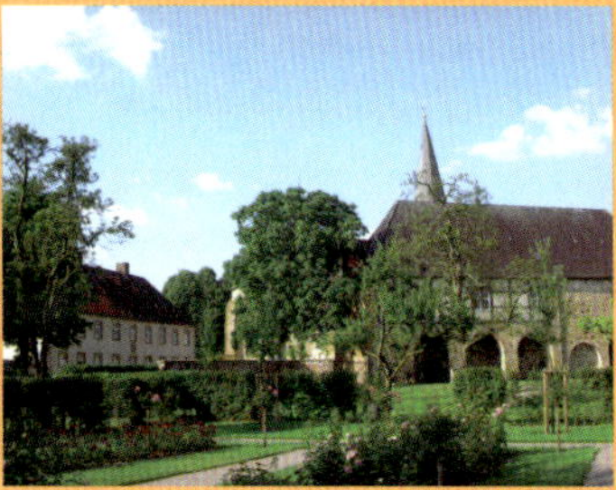

Kloster

Bis zum Ende des 19. Jahrhunderts dominierte ausschließlich die Landwirtschaft. Mit dem Bau der Verbindungsstraße zwischen Münster und Paderborn und der Eisenbahnlinie Münster – Wiedenbrück gewannen Gewerbe und Industrie zunehmend an Bedeutung. Trotz der fortschreitenden Industrialisierung hat die 79 km^2 große Gemeinde mit 16.500 Einwohnern ihren dörflichen Charakter bewahren können.

Beide Ortskerne werden noch von den liebevoll gepflegten Klosteranlagen und den dazugehörigen Kirchen geprägt. Soeben abgeschlossen wurde die aufwändige Restaurierung beider Klostergärten, um möglichst wieder dem historischen Zustand nahe zu kommen.

Herzebrock-Clarholz liegt am Rande des Münsterlandes in einer ebenen Landschaft und ist geradezu ideal für Fahrradausflügler. Die Wege führen durch Wälder, Wiesen und Felder und lassen den Wanderer und Radler die Hektik des Alltags schnell vergessen. Die Klosteranlagen eignen sich als Ausgangspunkte für ausgedehnte Wander- und Radwandertouren. Selbstverständlich sind sie auch Start- und Zielpunkte für Nordic-Walker. Im Süden des Gemeindegebietes liegt das Schloss Möhler – ein Abstecher dahin lohnt immer.

Gepflegte Rasenplätze, moderne Mehrfachsporthallen, Tennisplätze, Reithallen stehen für nahezu alle sportlichen Aktivitäten zur Verfügung. Und die Wasserfreunde kommen im Hallenbad mit seiner 83 m langen Rutsche auf ihre Kosten.

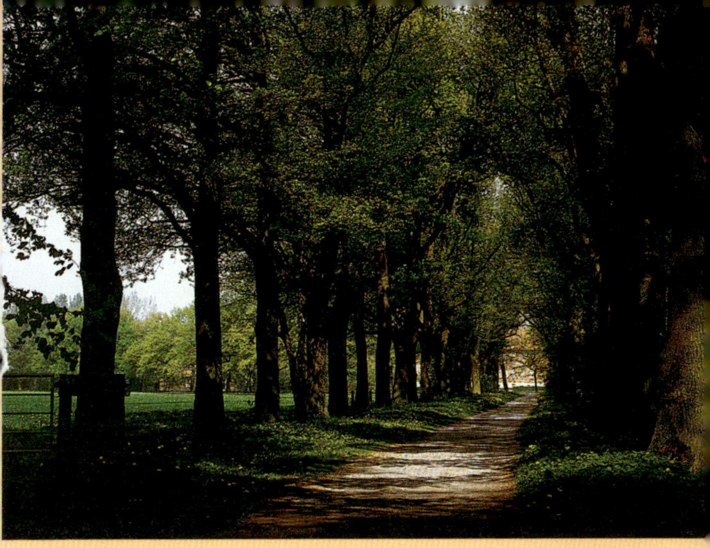

Große Sundern-Runde 3

Diese Strecke verläuft anfangs wie auf der „kleinen Sundern-Runde". Am besagten Unterstellhäuschen hält man sich hier allerdings rechts und gelangt somit auf einer großen Runde, durch den „blinden Busch", über den Axtbach und schließlich durch die Klostergärten des ehemaligen Clarholzer Klosters wieder zum Ausgangspunkt zurück.

Parkplatz:	Am Markplatz, Lindestr., Clarholz
Distanz:	8,0 km
Bodenbeschaffenheit:	85 % hart / 15 % weich

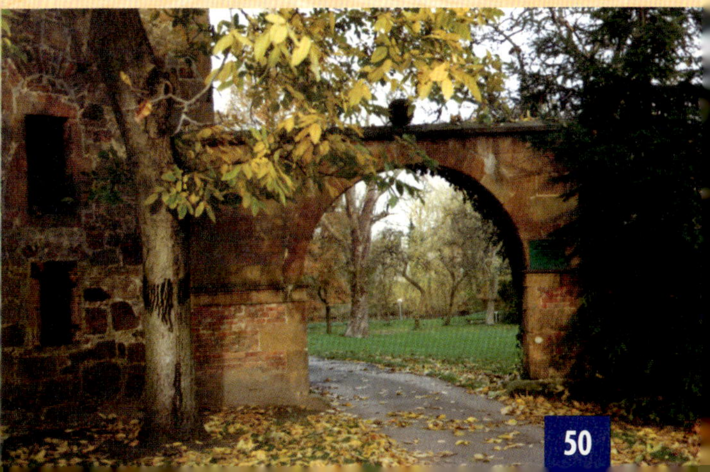

Herzebrock

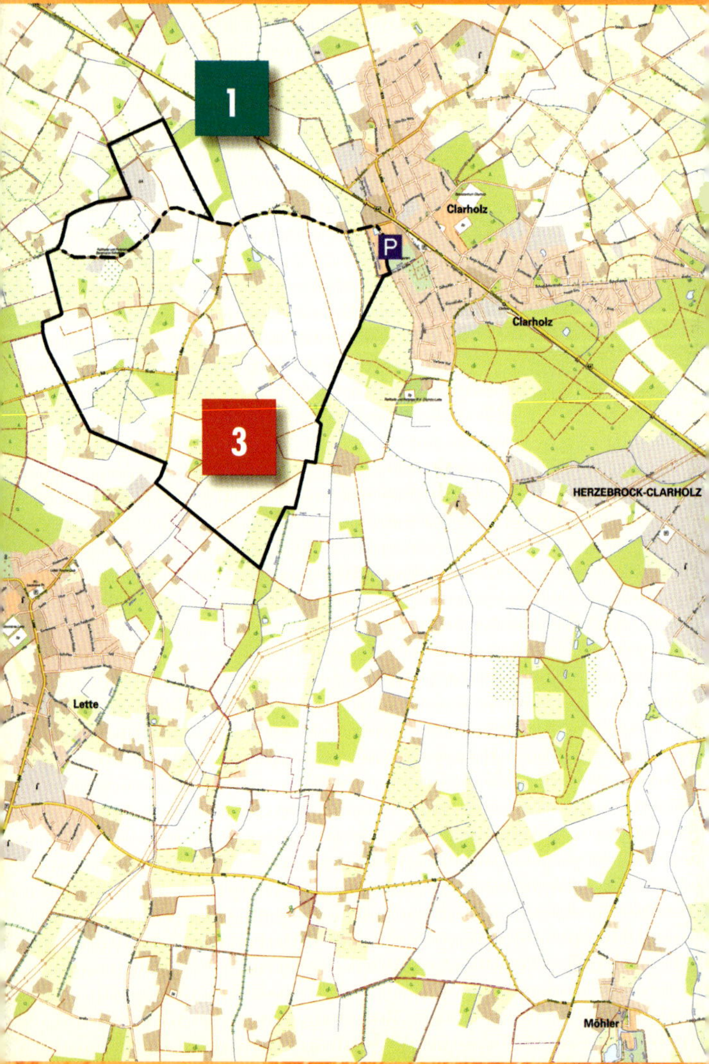

Kleine Sundern-Runde
5,4 km
1

Wald und Wiesen-Runde
6,4 km
2

Gemeinde Herzebrock-Clarholz, Am Rathaus 1, 33442 Herzebrock-Clarholz
Telefon 0 52 45 / 444 – 216 • Telefax 0 52 45 / 444 - 215,
E-mail: Klaus.Ellerbrock@gt-net.de • Internet: www.herzebrock-clarholz.de

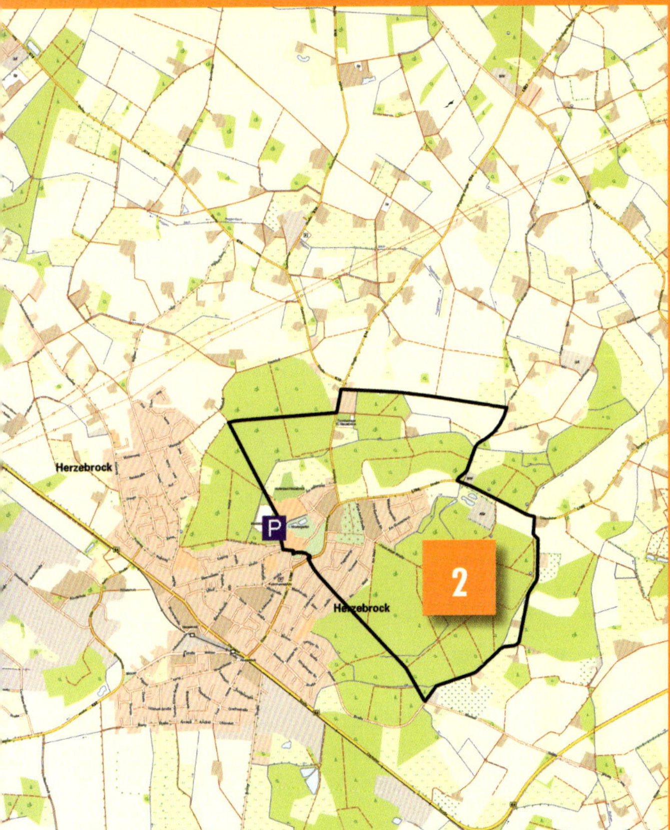

Große Sundern-Runde
8,0 km

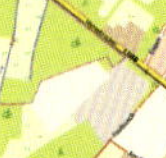

3

Kleine Sundern-Runde 1

Vom Marktplatz aus geht es durch den historischen Torbogen über den malerischen Kirchplatz der St. Laurentius-Kirche zur Letter Straße. Nach kurzer Zeit wird die geschlossene Bebauung verlassen und die Bauern- und Kulturlandschaft „Sundern" erreicht. Die landwirtschaftlich geprägte Umgebung bietet in der jeweiligen Jahreszeit ein wechselndes Bild mit kräftigem Rapsgelb, saftigen grünen Wiesen, wogenden Kornfeldern oder „mannshohem" Mais.

Am Unterstellhäuschen der Erntedankgemeinschaft Clarholz Sundern hält man sich dann links. Vorbei an einer Landschaftsgärtnerei und der Reitsportanlage Scholvien gelangt man wieder zurück zum Ausgangspunkt.

Parkplatz:	Am Markplatz, Lindestr., Clarholz
Distanz:	5,4 km
Bodenbeschaffenheit:	100 % hart

Wald und Wiesen-Runde 2

Vom Start aus geht es zu Beginn durch alte Eichenalleen in nordwestlicher Richtung. Vorbei am Sportplatz und Schulzentrum durchläuft man den „Putzwald", der das erste Drittel der Strecke prägt. Nach den Tennisplätzen des TC Herzebrock erreicht man das Ende des Wäldchens und gelangt über den Fuß- Radweg zur Kläranlage. Dort geht es am Waldrand entlang über weite Felder, Wiesen und Pferdekoppeln bis zur Rhedaer Straße. Auf Höhe einer Baumschule taucht man rechts in das letzte Drittel der Strecke, den „Bolandwald", ein und verlässt diesen erst kurz vor dem Zentrum Herzebrock wieder. Vorbei am historischen und kürzlich neu restaurierten Klostergarten kommt der Ausgangspunkt wieder in Sichtweite.

Parkplatz:	Am Jugendzentrum, Jahnstr., Herzebrock
Distanz:	6,4 km
Bodenbeschaffenheit:	40 % hart / 60 % weich

Vita-Farm

Wir liegen direkt
an der Walking-Strecke
in Clarholz

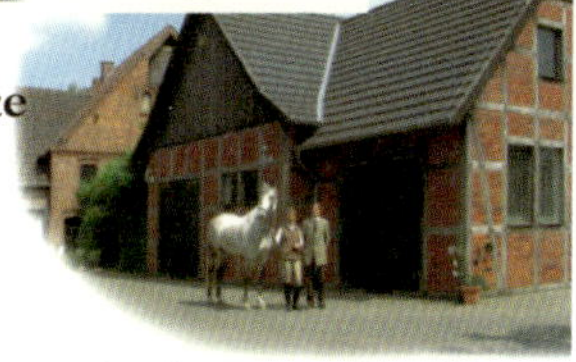

Unser Motto:
Erholung-Fitness-Sport-Gesundheit

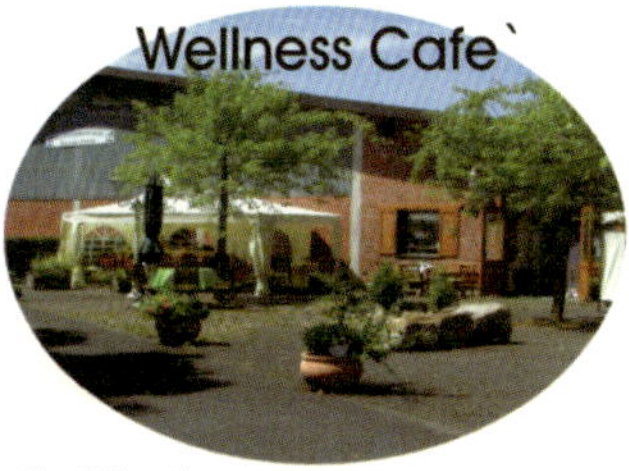

****Ferienwohnungen
****FN-Reitschule
Cafe`
Naturheilpraxis

33442 Herzebrock-Clarholz
Schürkamp 2
Tel:0049(0)5245-85 89 25
www.vita-farm.de

Geöffnet:
Di.-So 14:00-21:00 Uhr
Mo Ruhetag

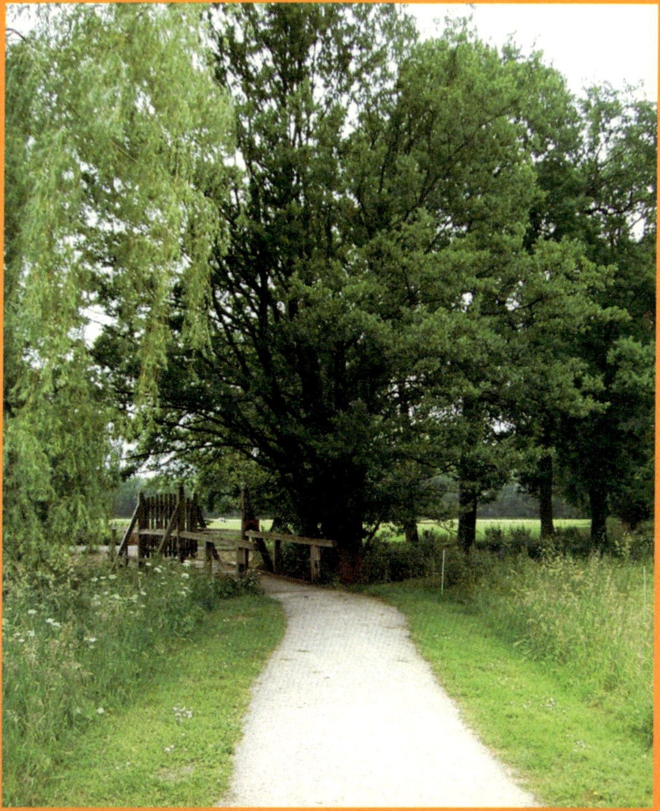

Langenberg

Im Süden des Kreises Gütersloh - zwischen Rietberg, Rheda-Wiedenbrück, Bad Waldliesborn und Wadersloh verkehrsgünstig gelegen – finden Sie die Gemeinde Langenberg. Mit den Ortsteilen Langenberg und Benteler kann die Gemeinde stolz auf eine mehr als 800-jährige Geschichte zurückblicken.

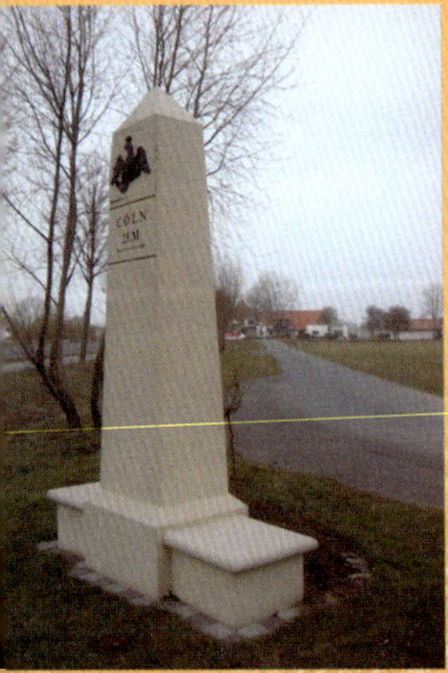

Cöln 25 Meilen

Landschaftlich reizvoll gelegen am „langen Berg" – einem Höhenausläufer der Oelder und Stromberger Berge - bietet Ihnen Langenberg „Natur pur": Vorbei an Wiesen, Weiden und Feldern führt Sie der Weg abwechslungsreich zu idyllisch gelegenen, von alten Eichen umsäumten, Bauernhöfen wie auch durch kleine Wälder. Und stets begleitet Sie dabei der Blick über die reizvolle, leicht hügelige Landschaft.

Naturverbundenheit und Familienfreundlichkeit zeichnen Langenberg aus. In der jungen und dynamisch wachsenden Gemeinde gibt es viele interessante und abwechslungsreiche Möglichkeiten, sich fit zu halten. Ein Zeugnis hierfür legen die in 11 Vereinen sportlich Aktiven von 32% unserer 8.500 Bürgerinnen und Bürger ab. Aber auch im Bereich der Trendsportarten bietet Langenberg einiges: Kletterwände, Beachvolleyball und manch anderes mehr.

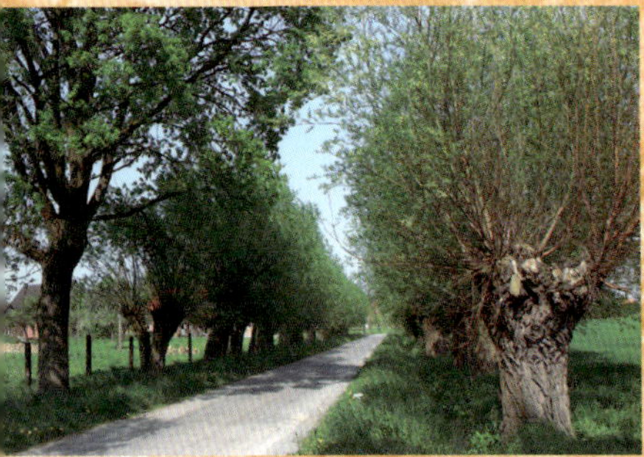

Kommen Sie vorbei und gehen auf Entdeckungsreise! Ein Netz von gut ausgebauten Wirtschaftswegen rund um Langenberg eröffnet dem sportlich Interessierten zahlreiche Möglichkeiten, angefangen vom Rad- oder Inlinerfahren, über Wandern oder Walking bis hin zum neusten Trendsport: Nordic-Walking.

Wir freuen uns auf Ihren Besuch: Entdecken und erleben Sie Natur pur in Langenberg und Umgebung.

Langenberg

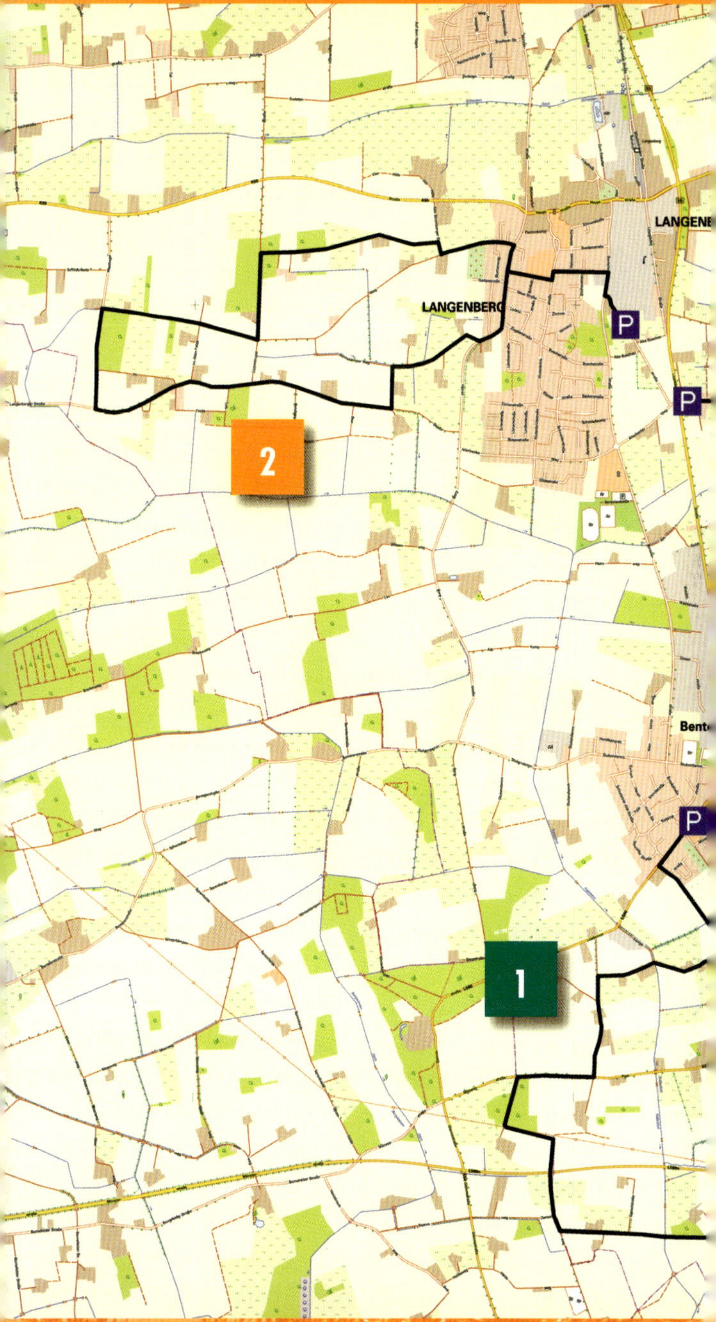

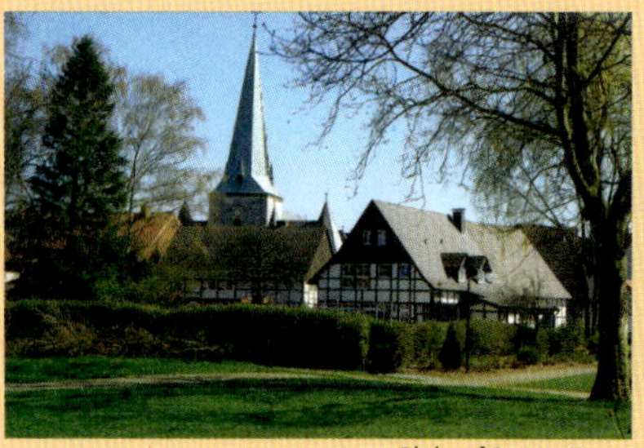 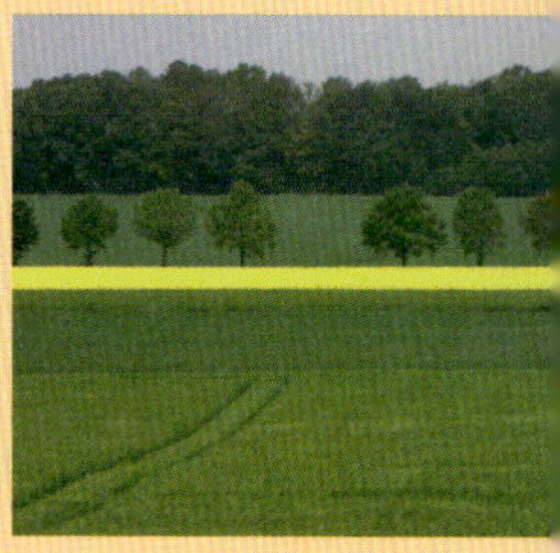

Blick auf Pastors Kamp

Pütt's Wanderweg 3

Vorbei am alten Meilenstein nach „Cöln 25 Meilen" (ein Hinweis auf eine alte Handelsstraße und einen Pilgerweg) bewegt man sich in östlicher Richtung. Nach zirka 1,8 km findet man auf der rechten Seite einen alten Grenzstein, der nach Jahrzehnte langem Streit zwischen den Fürstbischöfen von Münster und Osnabrück gesetzt wurde. Nach weiteren 1000 Metern, am Wegkreuz mit einer Inschrift für Wanderer, kann man sich für verschiedene Strecken entscheiden:

Die kürzere Route führt durch das Laumoor, an dieser Strecke liegt ein Waldlehrpfad. Die längere Strecke führt weiter durch die Felder- und Wiesenlandschaft bis an die Grenzen von Mastholte. Besonders erwähnenswert sind noch die vielen schönen und zum Teil auch sehr alten Bildstöcke am Wegesrand.

Parkplatz:	Am Pütts, Lippstädter Str. 123, 33449 Langenberg
Distanz:	11,9 km , Kurzversion 7,6 km
Bodenbeschaffenheit:	100 % hart

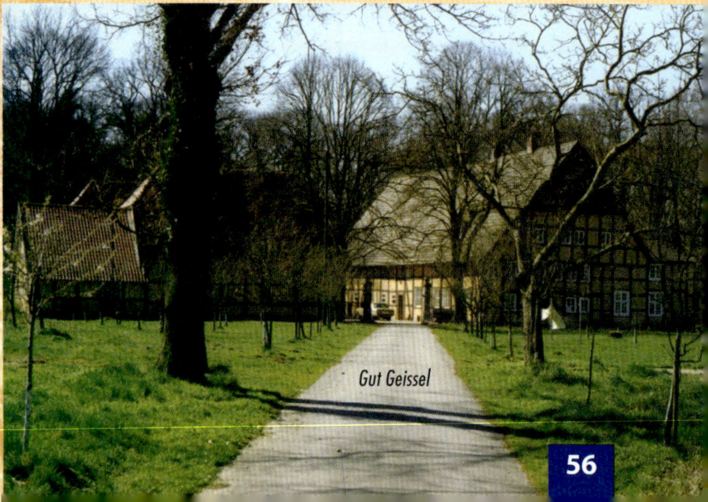

Gut Geissel

Gemeinde Langenberg, Klutenbrinkstr. 5, 33449 Langenberg
Telefon: 05248 / 50 80 • Telefax: 05248 / 50 8 - 60
www.langenberg.de

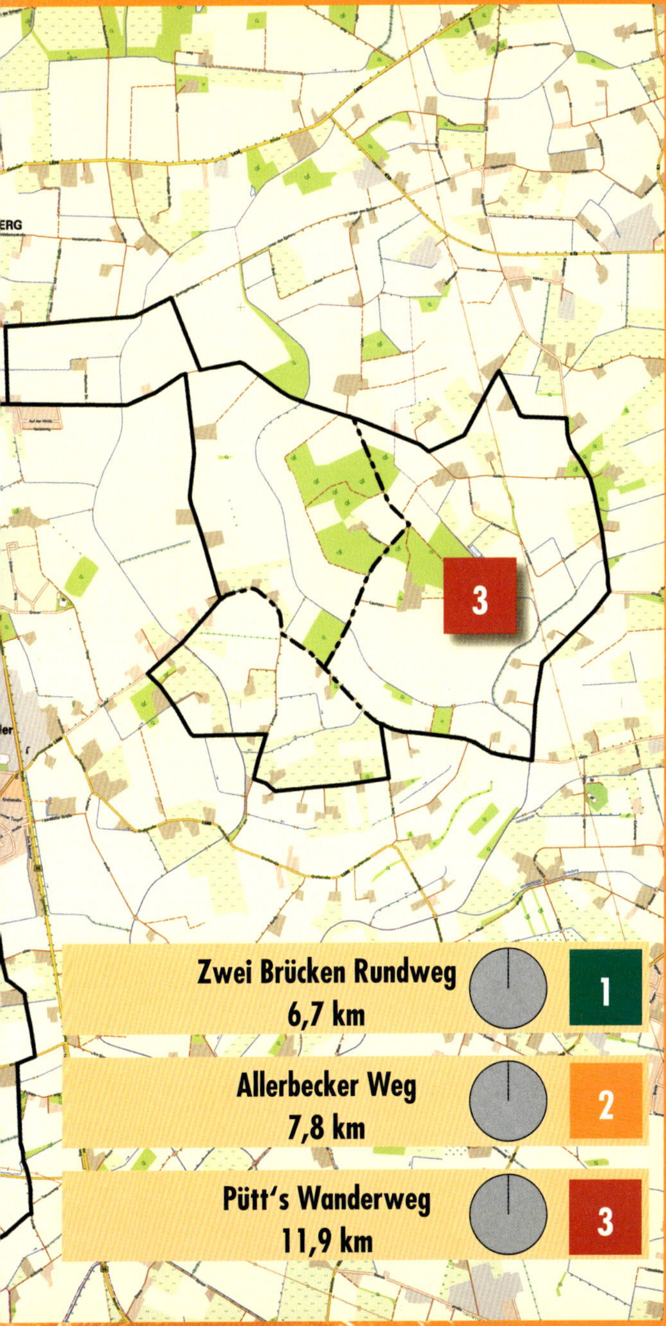

Zwei Brücken Rundweg
6,7 km — 1

Allerbecker Weg
7,8 km — 2

Pütt's Wanderweg
11,9 km — 3

Zwei Brücken Rundweg 1

Gestartet wird in südlicher Richtung auf dem Radweg R 45. Die Strecke führt durch ein Gebiet mit lockerer Bebauung, vielen Kopfweiden und Erlenbäumen.

Von der ersten Brücke hat man einen schönen Rundblick auf die offene Münsterländische Parklandschaft und den Kurpark von Bad Waldliesborn.

Nach der zweiten Brücke geht es durch einen kleinen Wald, Hitke genannt, wieder zurück zum Startpunkt.

Parkplatz:	Schmeddingschule, Liesborner Str. 31, 33449 Langenberg
Distanz:	6,7 km
Bodenbeschaffenheit:	100 % hart

Allerbecker Weg 2

Die Route durch die leicht hügelige Landschaft von Langenberg ist leicht und daher insbesondere für Anfänger geeignet.

Gestartet wird in Richtung ev. Kirche, ehe es von dort aus nach Süden geht. Nach wenigen hundert Metern verlässt man die geschlossene Bebauung und kann links und rechts des Weges auf den Kopfweiden Stachel- und auch Johannesbeersträucher entdecken. Weiter geht es vorbei an den Windrädern auf einen kleinen Anstieg. Richtung Norden kann man bei klarem Wetter den Teutoburger Wald, im Süden auch das Sauerland erkennen.

Parkplatz:	Brinkmannschule, Schulstr. 18 - 22, 33449 Langenberg
Distanz:	7,8 km
Bodenbeschaffenheit:	100 % hart

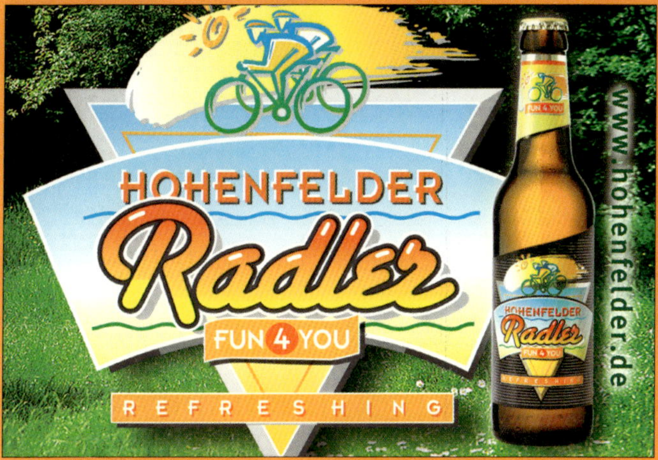

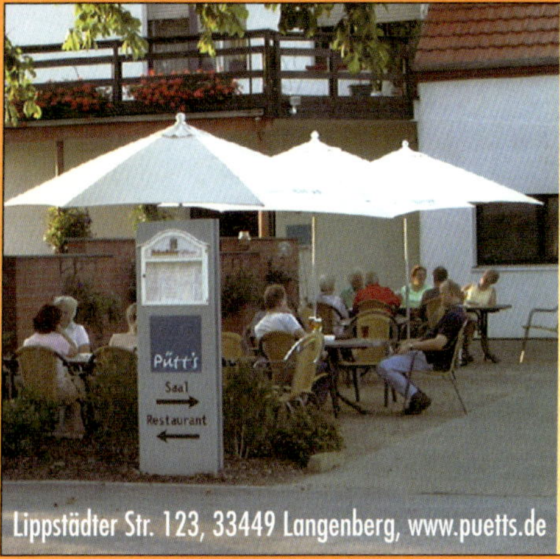

Pütt's
05248 - 7018

Herzlich Willkommen ...
... bei „Pütt's" in Langenberg

Nach einer anstrengenden Runde lädt der herrliche Biergarten alle Walker und Nordic Walker zu einem erfrischenden Getränk und kleiner kulinarischer Stärkung ein.

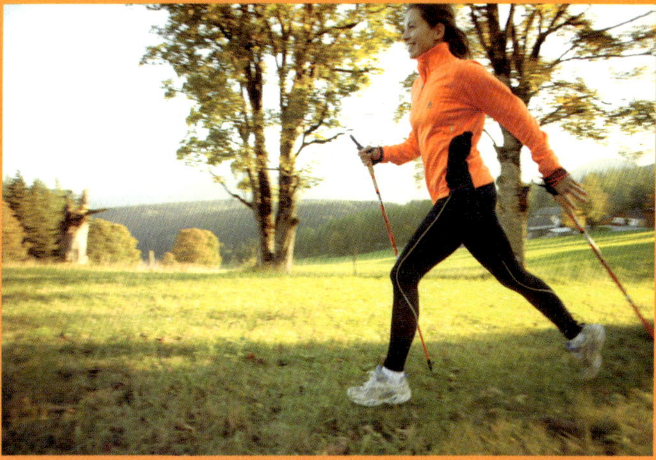

Rheda-Wiedenbrück

Rheda-Wiedenbrück
Stadt der Flora Westfalica

Hier muss man einfach auf Entdeckungsreise gehen. Idyllisch an der Ems gelegen, laden gleich zwei historische Altstädte mit gut erhaltenen Fachwerkhäusern zum Bummeln ein. Das 1000-jährige Wiedenbrück lockt mit reich verzierten Häusern. Auch die calvinistisch geprägte Rhedaer Altstadt erzählt von alten Zeiten. Enge Gässchen und gut erhaltene Fachwerkhäuser versetzten den Besucher ins Mittelalter. Das idyllische Wasserschloss Rheda wurde bereits 1170 erstmalig urkundlich erwähnt. Mehrere Baustile sind hier vereint.

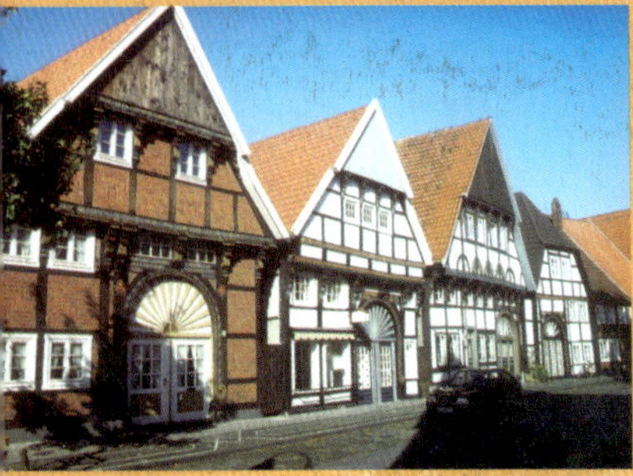

Altstadt Wiedenbrück

Verbunden werden die beiden Ortsteile Wiedenbrück und Rheda durch die Flora Westfalica, einem der schönsten innerstädtischen Parks in Nordrhein-Westfalen. Die Flora Westfalica nicht nur ein Paradies für Naturliebhaber und Blumenfreunde, sondern ein regelrechter Familienpark. Die Spielmöglichkeiten für Kinder erstrecken sich dabei über das gesamte Gelände. Richtige Anziehungspunkte sind sicherlich der Seilzirkus, der Wasserspielplatz und die Spielerei. Hier lassen der Wasserspielgarten, der Verkehrsskooter, die Streichelwiese und die Bottichfahrten auf dem Spielteich nicht nur Kinderherzen höher schlagen.

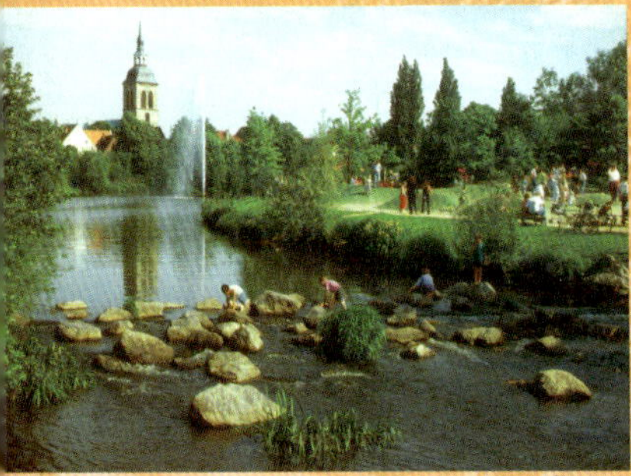

Emssee

Kultur wird in Rheda-Wiedenbrück (46.000 Einwohner) groß geschrieben. Rund 200 Veranstaltungen sind jährlich im Angebot. Ob Theater, Kleinkunst oder Märchentage, Klassik, Jazz oder Volksmusik, ob Kunstausstellungen oder Open-Air-Spektakel – für jeden Geschmack ist etwas dabei. Nehmen Sie sich Zeit für Rheda-Wiedenbrück. Ob Stadtrundgang im Fackellicht, Orgelführung, Theaterführung oder Radtour – jeder Ausflug wird bei uns zu einem ganz besonderen Erlebnis.

Rheda-Wiedenbrück

Rheda-Wiedenbrück
Stadt der Flora Westfalica

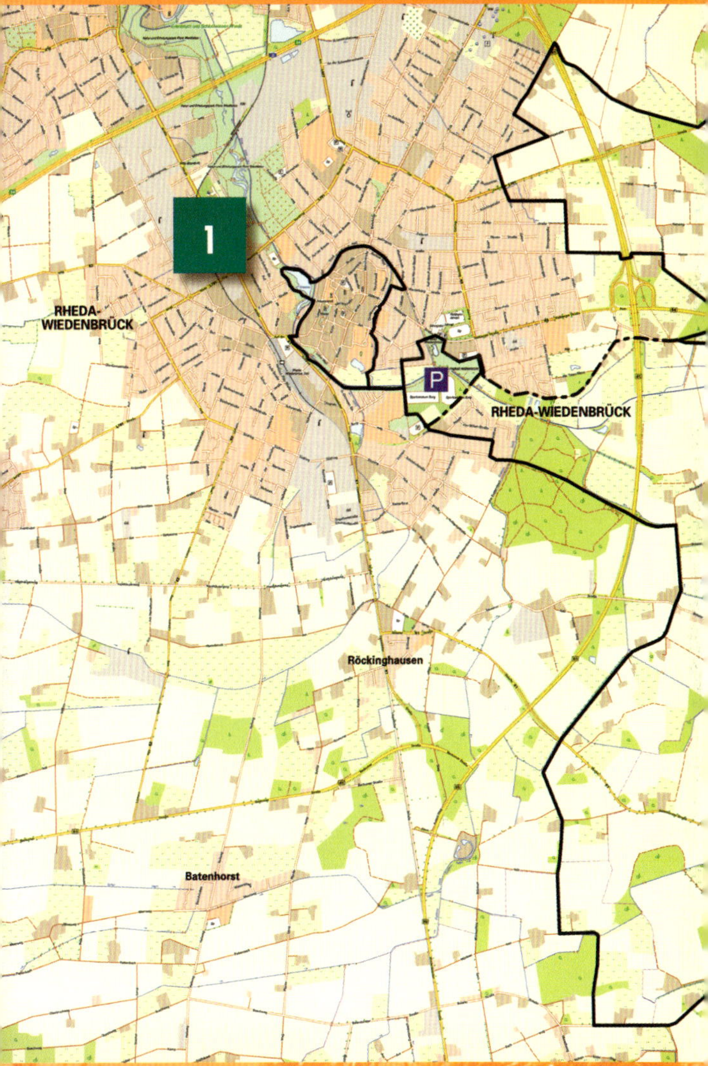

Ems-Promenaden-Wallroute
5 km

1

Wiedenbrück - Lintel
11,5 km

2

Wiedenbrück-Röckinghausen 3

Diese landschaftlich reizvolle Strecke ist etwas für all diejenigen, die sich eine ausgedehnte Tour vorgenommen haben. Nachdem man die Bebauung verlassen hat, kommt man in landwirtschaftlich geprägtes Gebiet. Viele schöne, große Bauernhöfe, weite Felder und Wiesen prägen die Landschaft.

Haus Ausel versteckt sich hinter einem kleinen Waldstück. Durch das Naherholungsgebiet am Stadtholz kommt man wieder in bebautes Gebiet und kehrt zum Ausgangspunkt am Hallenbad zurück.

Parkplatz:	Am Hallenbad, Ostring 134, Rheda Wiedenbrück
Distanz:	16,8 km
Bodenbeschaffenheit:	100 % hart

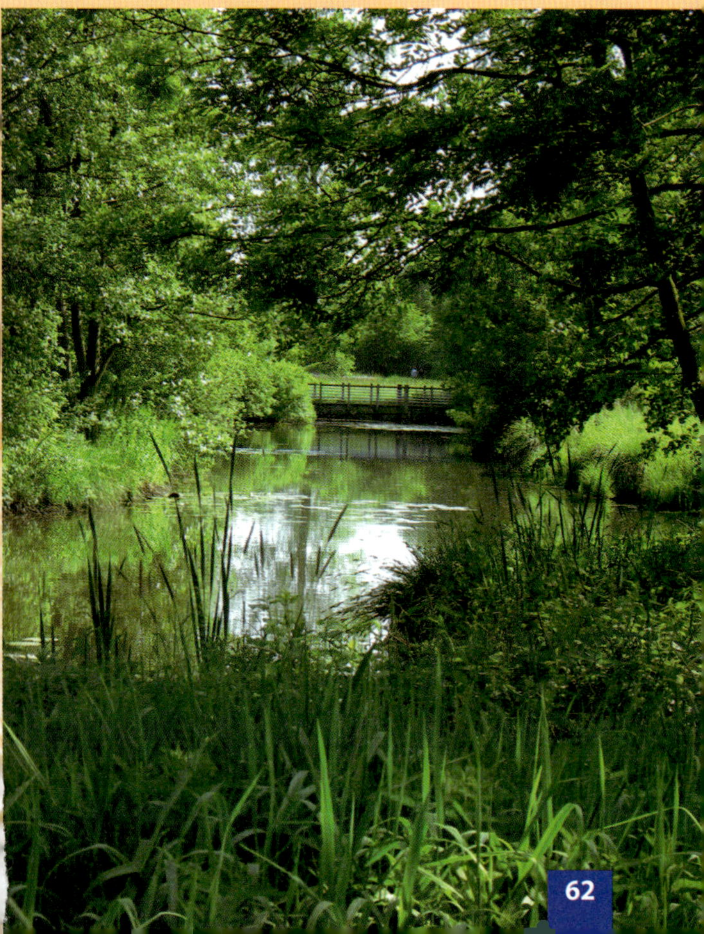

Flora Westfalica, Mittelhegge 11, 33378 Rheda-Wiedenbrück,
Telefon 0 52 42 / 93 01 - 0, • Telefax 0 52 42 / 93 01 - 20,
www.flora-westfalica.de • E-Mail: Info@flora-westfalica.de

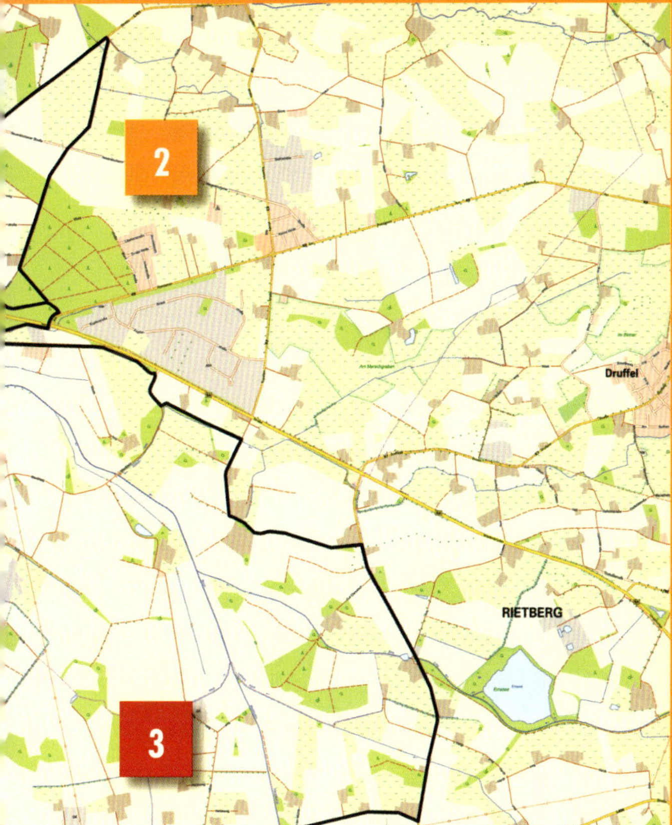

Wiedenbrück - Röckinghausen 16,8 km

3

Ems-Promenaden-Wallroute 1

Vom Parkplatz am Hallenbad geht es am Ostring nach rechts über den Radweg und die Ems in Richtung Schulzentrum. An der Ems entlang führt der Weg um die Altstadt Wiedenbrück, durch das Floragelände, über malerische Wälle und Promenaden. Alte Fachwerkhäuser, der Emssee, gepflegte Grünanlagen - dieser Rundweg hat zu jeder Jahreszeit malerische Ausblicke und ist um die Altstadt herum beleuchtet.

Parkplatz:	Am Hallenbad, Ostring 134, Rheda Wiedenbrück
Distanz:	5 km
Bodenbeschaffenheit:	100 % hart

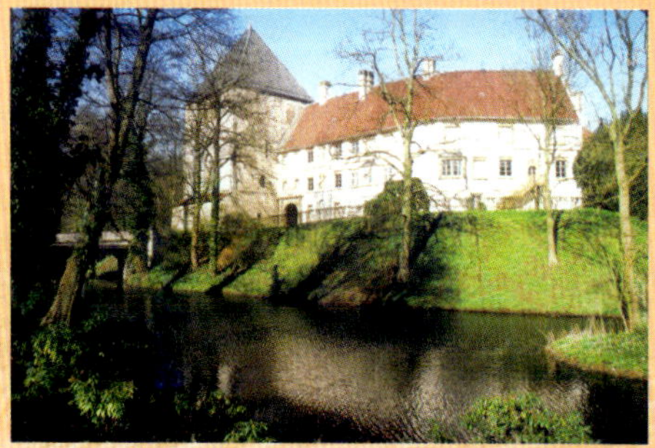

Schloss Rheda

Wiedenbrück - Lintel 2

Vom Hallenbad aus geht es zum Ostring und dann nach rechts in den Horstwiesenweg. Nachdem die Bebauung verlassen wird, kommt man in das ländliche Wiedenbrücker Umfeld. Es geht durch Feld und Wald, durch landwirtschaftlich geprägte Gebiete und wenig befahrene Straßen.

Zum Schluss führt der Weg wieder durch bebautes Gebiet, so dass nach einer abwechslungsreichen Tour wieder der Parkplatz am Hallenbad erreicht wird.

Parkplatz:	Am Hallenbad, Ostring 134, Rheda Wiedenbrück
Distanz:	11,5 km
Bodenbeschaffenheit:	90 % hart, 10 % weich

INTERSPORT
SPORT-WIEN
RHEDA-WIEDENBRÜCK

Lange Str. 15
33378 Rheda-Wiedenbrück
Tel. 0 52 42 - 51 54
Fax. 0 52 42 - 79 13

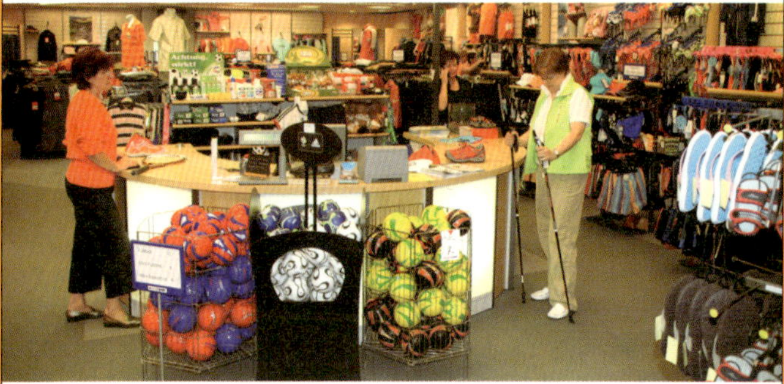

Ihr kompetenter Partner für die
komplette Nordic Walking-Ausrüstung mit
umfangreicher Beratung inklusive Laufbandanalyse

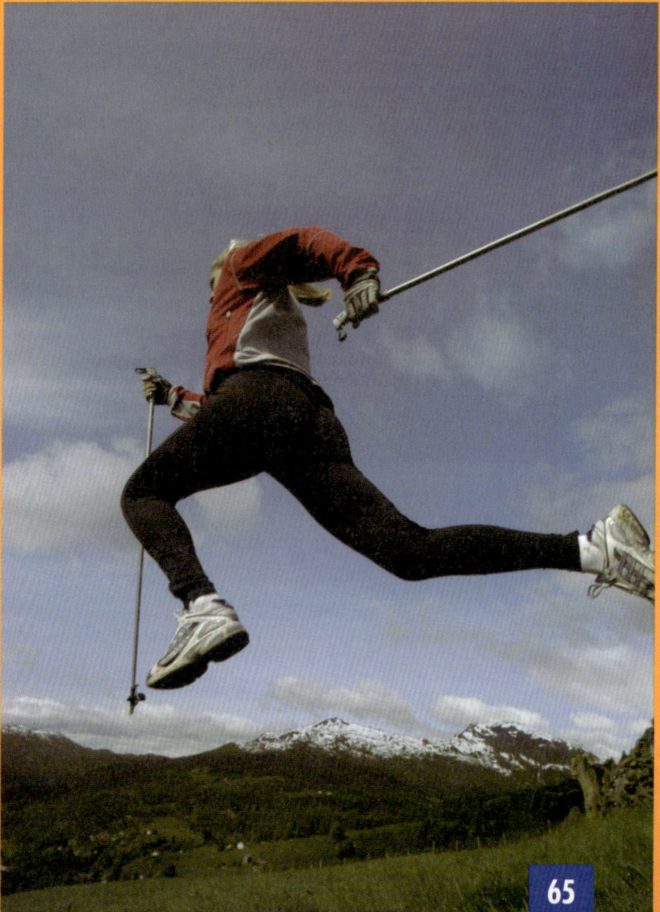

Rietberg

Rietberg – sieben Mal sympathisch – und natürlich immer noch die Stadt der schönen Giebel.

Touristisches Anziehungsziel Nummer eins ist natürlich der historische Ortstkern mit wunderschönen Gebäuden und den als Spazierstrecke ausgebauten Wallanlagen, die eine vollständige Umrundung der Innenstadt ermöglichen. Entdecken Sie Rietberg zu Fuß und besuchen Sie unsere urigen Kneipen, Cafés und Eisdielen.

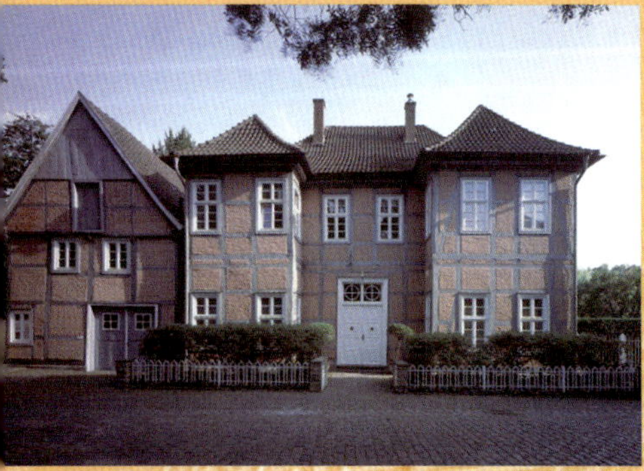

Bartscher Haus

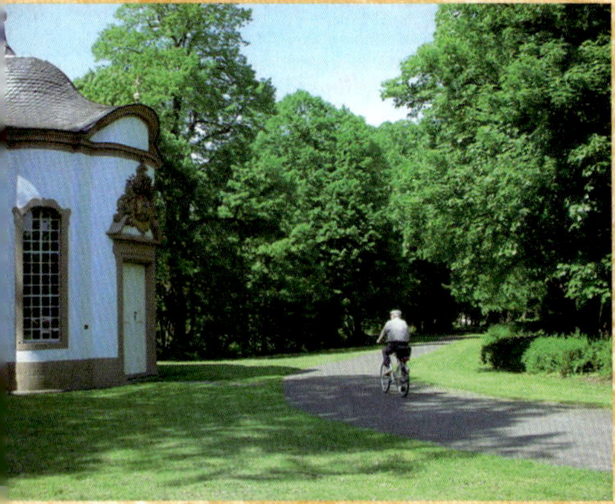

Johanniskapelle

Hohes Ansehen – auch bei zahlreichen Gästen von auswärts – hat sich der Verein Kulturig e. V. erarbeitet. Das Jahresprogramm mit Pop-Rock, Jazz, Kabarett, Klassik, Literatur und mehr erfreut sich immer größerer Beliebtheit. Viele namhafte Könner ihres Fachs haben sich in Rietberg präsentiert und schätzen unsere familiäre Betreuung. Das internationale Tommy Emmanuel Guitar Festival hat bereits zweimal grandios eingeschlagen.

Rietberg hat darüber hinaus eine gute Wirtschaftsstruktur, ein alle Schulformen umfassendes Schulangebot und verfügt über ausgezeichnete Sportstätten.

Stadt Rietberg, Rügenstraße 1, 33397 Rietberg
Telefon: (0 52 44) / 9 86 - 0 • Telefax: (0 52 44) / 9 86 - 4 00
www.rietberg.de • E-Mail: info@stadt-rietberg.de

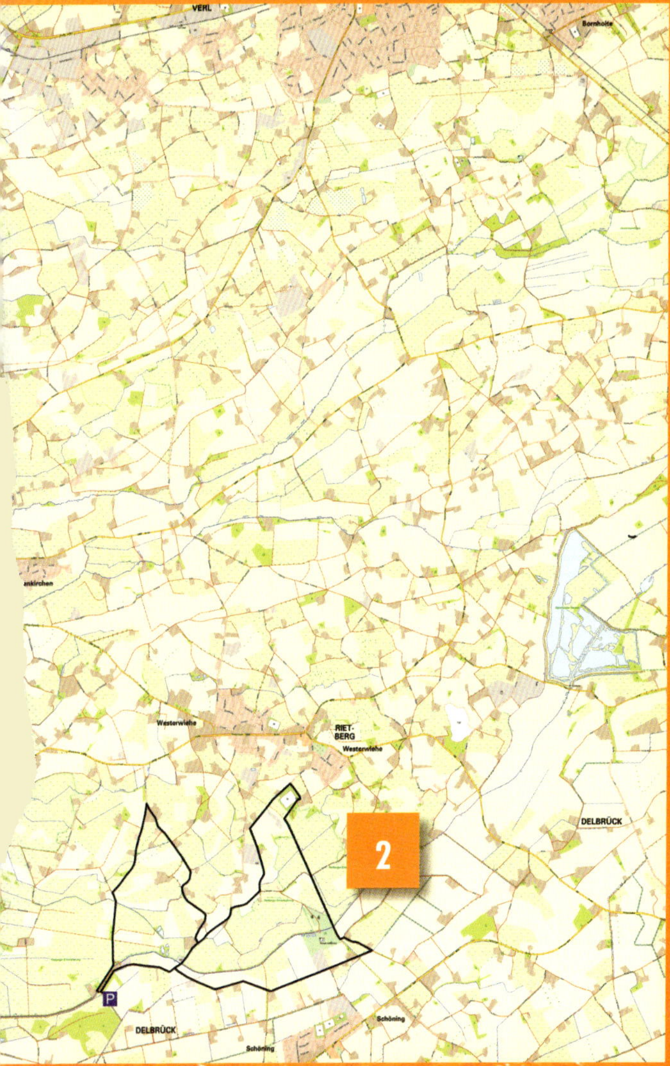

Kloster-Route
11,2 km

3

Ems-Route 1

Vom Parkplatz der „Göllnerschen Wiese" in westlicher Richtung immer der Ems entlang. Am Emssee kann man einen kleinen Aussichtsturm besteigen, der einen wunderbaren Blick in die unberührte Natur ermöglicht. Von hier ist auch der kleine Windpark Druffel mit seinen drei Rädern zu sehen. Auch Füchtey´s Mühle zieht Blicke auf sich. An Bokel vorbei zum Wäldchen „Tiergarten" und anschließend durch die Pulverdamm-Siedlung zurück zur „Göllnerschen Wiese". Die Lokale im Ort liegen nur wenige Meter vom Ausgangspunkt entfernt.
Die Strecke ist gleichermaßen für Anfänger als auch fortgeschrittene Walker geeignet.

Parkplatz:	„Göllner Wiesen", Rathausstr., Rietberg
Distanz:	8,8 km
Bodenbeschaffenheit:	60 % hart / 40 % weich

Germanen-Route 2

Vom Parkplatz der Sportanlage Berkenheide in südlicher Richtung durch Wiesengebiet nahe der Ems zum Familienausflugsziel „Tierpark Nadermann". Schon bald erreicht man die schöne alte Wassermühle „Antfängers Mühle". Von da aus in nördlicher Richtung durch die „Bauer" zurück zum Sportplatz. Die Lokale im Ort liegen etwa einen Kilometer vom Ausgangspunkt entfernt. Die Strecke ist gleichermaßen für Anfänger als auch fortgeschrittene Walker geeignet.

Parkplatz:	Sportplatz „Berkenheide" Rietberg Westerwiehe
Distanz:	10,9 km (oder Abkürzung 8,6 km)
Bodenbeschaffenheit:	100 % hart

Klooster-Route 3

Vom Parkplatz des Schulzentrums Neuenkirchen in Richtung Varensell. Danach sieht man in Varensell die imposante Anlage der Benediktinerinnen Abtei und auch das kleine Varenseller Gewerbegebiet. Entlang des Ölbaches befindet man sich auf dem Weg zu einem der gepflegtesten Golfplätze Deutschlands und man nähert sich wieder dem Ortskern Neuenkirchen.

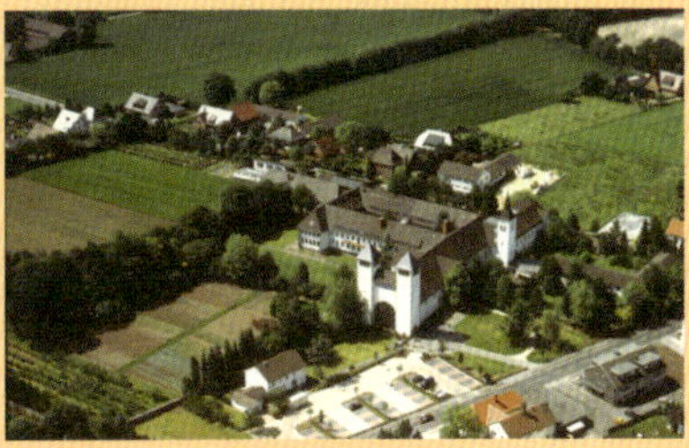

Benediktinerinnen Abtei Varensell

Die Lokalitäten in Neuenkirchen liegen nur wenige Meter vom Startpunkt entfernt. Die Strecke ist gleichermaßen für Anfänger als auch fortgeschrittene Walker geeignet.

Parkplatz:	Schulzentrum Neuenkichen, Neuenkirchener Str., Rietberg - Neuenkirchen
Distanz:	11,2 km
Bodenbeschaffenheit:	90 % hart / 10 % weich

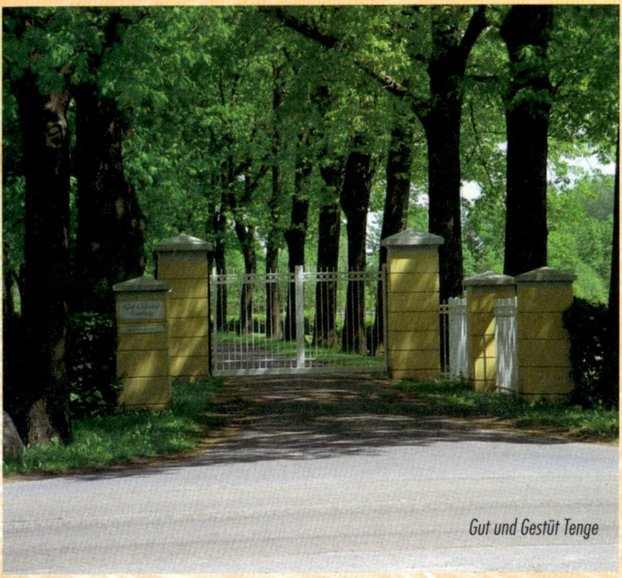

Gut und Gestüt Tenge

RIETBERG
sieben Mal sympathisch

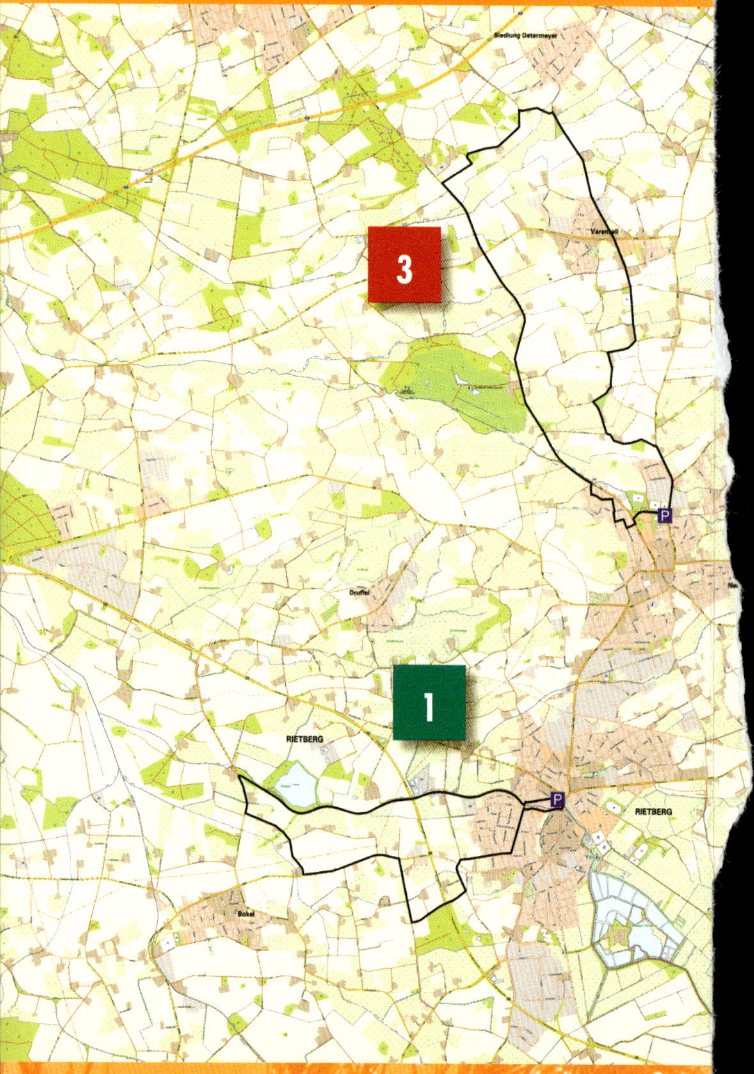

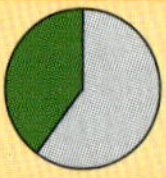

Ems-Route
8,8 km

1

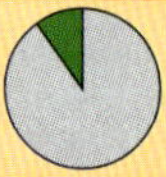

Germanen-Route
10,9 (8,6) km

2

Gaststätte »Bürgerkrug«

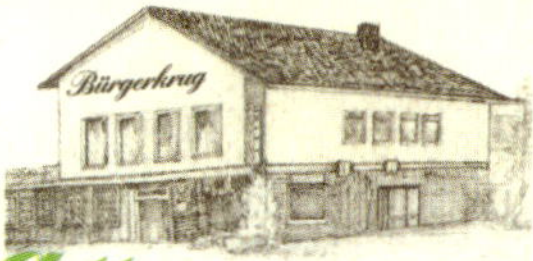

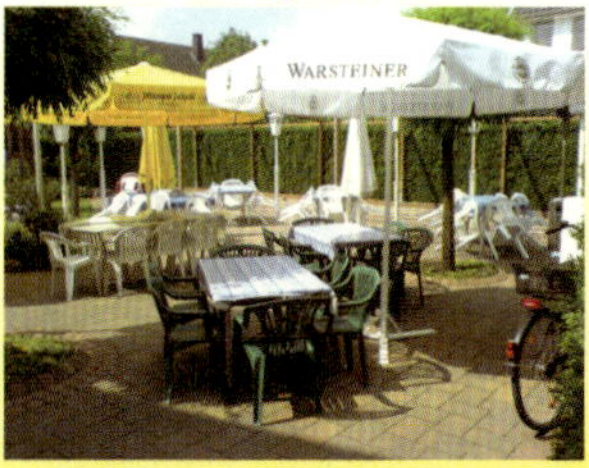

Nach einer anstrengenden Runde lädt der herrliche Biergarten alle Walker und Nordic Walker zu einem erfrischenden Getränk und kleiner kulinarischer Stärkung ein.

- Biergarten mit Bocciabahn und Kinderspielplatz
- Saalbetrieb
- Bundeskegelbahn

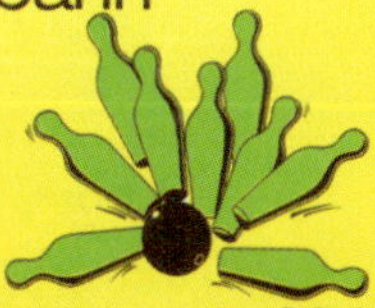

Pater-Walter-Straße 9 · Rietberg · Telefon 0 52 44/83 03
Inh. Reiner Sandjohann

Gasthof Bökamp

Brunnenstr. 1
33397 Rietberg-Bokel
Telefon 0 52 44 - 88 44
www.gasthofboekamp.de

- Biergarten
- Saalbetrieb
- Partyservice
- Feierscheune
- Fremdenzimmer

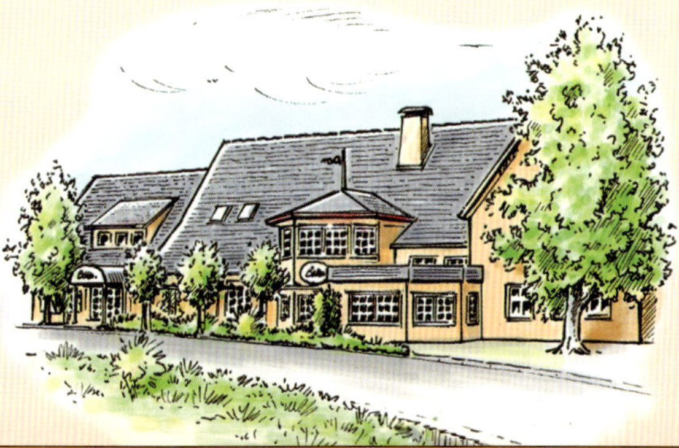

Steinhagen

Am Südhang des Teutoburger Waldes erstreckt sich die Gemeinde Steinhagen mit ihren drei Ortsteilen Amshausen, Brockhagen und Steinhagen.

Die erste urkundliche Erwähnung Steinhagens geht auf das Jahr 1258 zurück. Obwohl sich inzwischen eine Menge verändert hat, hat sich die 20.000 Einwohner zählende Gemeinde ihren alten Dorfcharakter mit dem historischen Rundling und der Kirche sowie die mit den Giebeln zum Kirchplatz weisenden Häusern bewahrt, der sich in ein modernes städtebauliches Konzept problemlos einfügt.

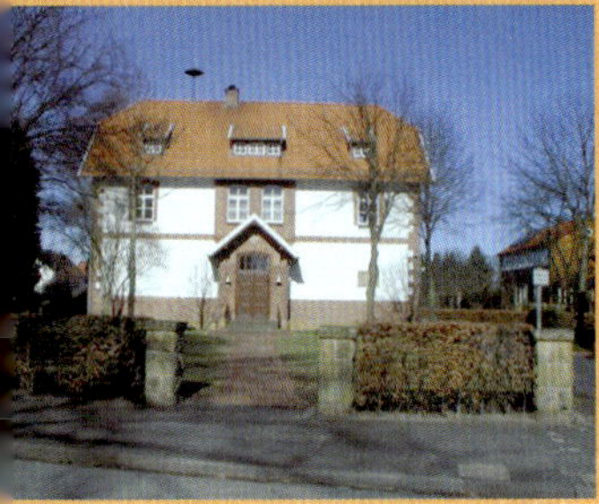

Alte Dorfschule Brockhagen

Steinhagen ist nicht nur ausgezeichneter Wirtschaftsstandort mit zahlreichen Klein- und Mittelbetrieben, sondern hat auch einige neue Wohngebiete aufzuweisen. Der Wohnort Steinhagen erweist sich als besonders l(i)ebenswert und zukunftsorientiert. So gibt es ein in ökologischer Bauweise entstandenes Neubaugebiet und ein umfangreiches, beständig sich erweiterndes Bildungsangebot. Steinhagen hat fünf Grundschulen (vier in gemeindlicher, eine in privater Trägerschaft), eine Haupt- und eine Realschule und seit 2001 auch ein Gymnasium.

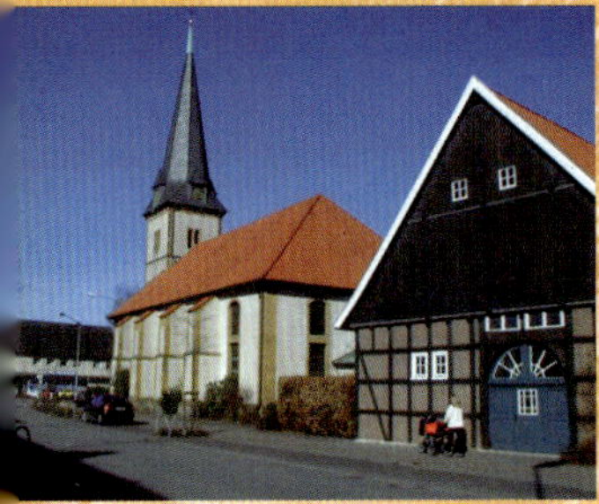

Kirche und Kantorhaus in Brockhagen

In ihrer Freizeit pflegen die Steinhagener Bürgerinnen und Bürger ein reges Vereinsleben, besuchen das örtliche Hallen- oder Waldfreibad, das Jahr für Jahr wegen seiner hervorragenden Wasserqualität ausgezeichnet wird. Außerdem bietet das „Kulturwerk" in jeder Spielzeit acht Aufführungen deutscher Tourneetheater und Konzerte an.

Die beständig steigende Einwohnerzahl zeigt die Attraktivität der landschaftlich reizvoll gelegenen Gemeinde Steinhagen.

Gemeinde Steinhagen, Am Pulverbach 25, 33803 Steinhagen
Telefon: 0 52 04 / 99 73 14 • Telefax: 0 52 04 / 99 72 25
E-Mail: info@Steinhagen.de • Internet: www.steinhagen.de

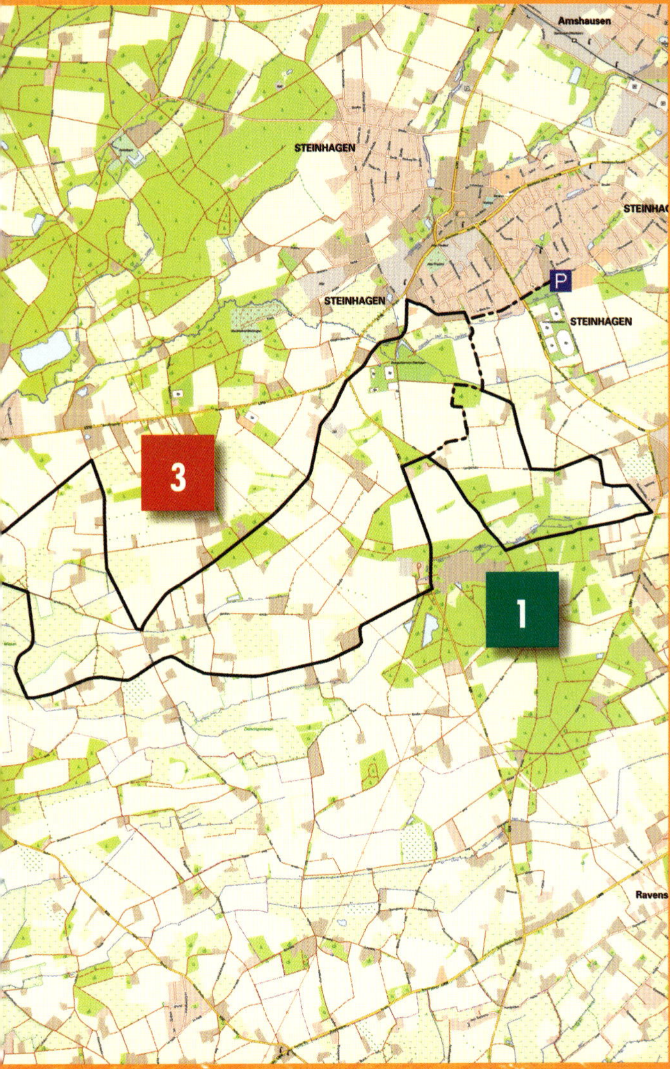

Ströher Wiesenrunde
11,7 km

3

Durch Wald und Feld 1

Ausgehend vom Steinhagener Hallenbad erreicht man schnell schönste Steinhagener Naturlandschaften. Vorbei an den Landgütern Schlichte und dem Westfalengut (beide in Privatbesitz) bietet diese Runde das ganze Panorama einer intakten Natur mit Wäldern, Wiesen und einer naturnahen Landwirtschaft. Eine Runde, die auch dem Auge viel Abwechslung und selbst Walkern mit wenig Zeit viel Erholungswert bietet.

Parkplatz:	Hallenbad, Am Cronsbach 4, 33803 Steinhagen
Distanz:	ca. 6,8 km
Bodenbeschaffenheit:	20% hart / 80% weich

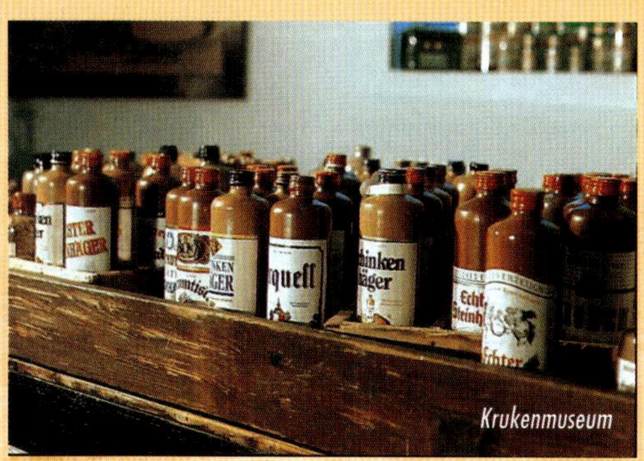
Krukenmuseum

Abrooksbach-Route 2

Die Strecke führt über verkehrsruhige, asphaltierte Wirtschaftswege durch den ländlichen Steinhagener Ortsteil Brockhagen. Sie ist geprägt durch den Abrooksbach, dessen Verlauf streckenweise gefolgt und der mehrmals überquert wird.

Mit Kopfweiden gesäumte Straßen, Restaurierte Fachwerkhäuser und eine ehemalige Mühle begegnen einem auf dieser Route und sorgen für eine idyllische Begegnung mit reiner Natur.

Parkplatz:	Grundsschule Brockhagen, Kellerstr. 20-22, 33803 Steinhagen / Brockhagen
Distanz:	ca. 8,8 km
Bodenbeschaffenheit:	100% hart

Ströher Wiesenrunde 3

Nach der Durchquerung einer Neubausiedlung wird es ländlich. Durch Feld und Wald erreicht man das Steinhagener Naherholungsgebiet Ströhn. Durch ein landwirtschaftlich geprägtes Gebiet geht es über kleine, wenig befahrene Straßen

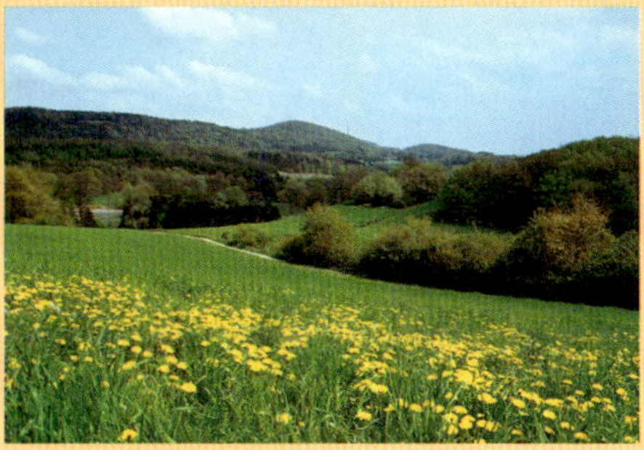

und Wirtschaftswege, in deren Umfeld sowie in den angrenzenden Landschaftsschutzgebieten etliche Wildtiere eine neue Heimat gefunden haben. Nach einer gemütlichen Runde, die zu jeder Jahreszeit landschaftliche Reize bietet, kehrt man wieder zum Ausgangspunkt am Hallenbad zurück

Parkplatz:	Hallenbad, Am Cronsbach 4, 33803 Steinhagen
Distanz:	ca. 11,7 km
Bodenbeschaffenheit:	80 % hart / 20 % weich

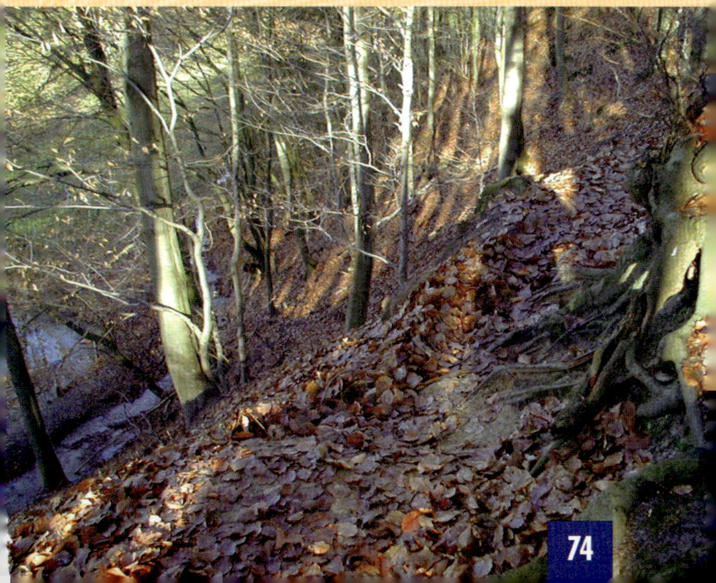

Steinhagen

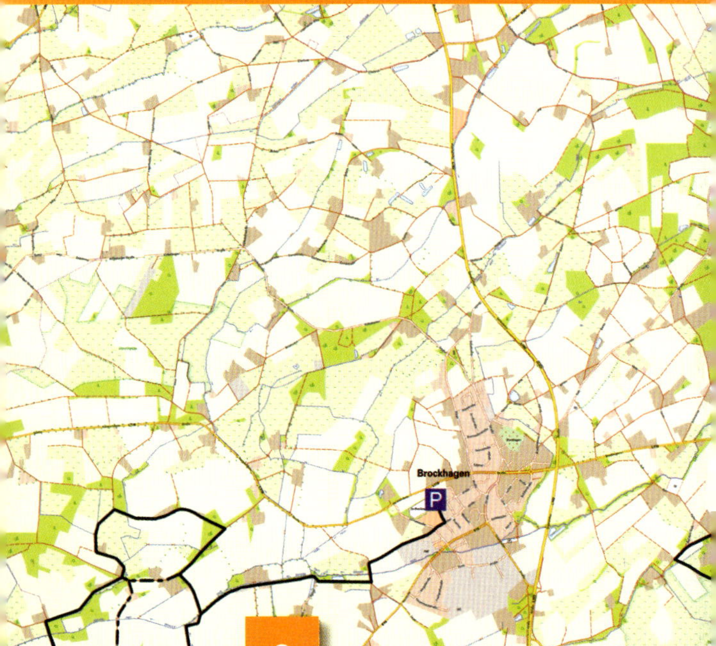

Durch Wald und Feld
6,8 km
1

Abrooksbach Route
8,8 km
2

FITNESS FACTORY

Das Abnehmstudio

- Abnehm-Konzepte
- Ernährungsberatung
- Gewebestraffung
- Gewichtsreduktion
- Körperfettanalyse
- uvm.

Aerobic - Fitness - Badminton - Sauna - Solarium

5 x FITNESS FACTORY

WERTHER
ENGER STR. 12
33824 WERTHER
TEL.: 05203 / 13 83

ENGER
SPENGER STR. 23
32130 ENGER
TEL.: 05224 / 797 17

HALLE
LANGER BRINK 33
33790 HALLE (WESTF.)
TEL.: 05201/666968

BÜNDE
BLANKENER STR. 50
32257 BÜNDE
TEL.: 05223/5504

STEINHAGEN
QUELLER STR. 16
33803 STEINHAGEN
TEL.: 05204 / 880 555

www.fitnessfactories.de

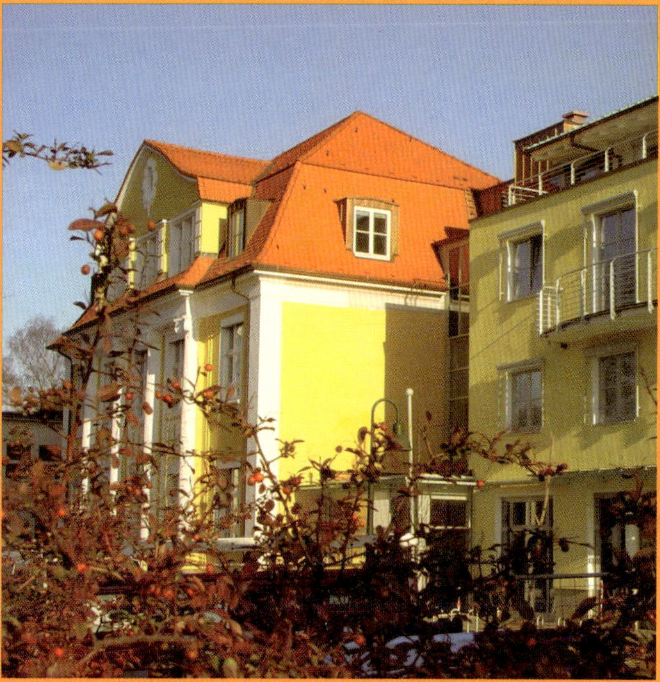

Schlichte Caree

Verl

Eine lebenswerte Gemeinde am Ölbach

Verl ist eine aufstrebende Gemeinde, die selbstbewusst in die Zukunft schauen kann. Sie zeichnet sich durch eine besonders verkehrsgünstige Lage in Ostwestfalen aus und ist daher ein bevorzugter und beliebter Standort für leistungsstarke und zukunftsorientierte Unternehmen sowie für Neuansiedlungen und Existenzgründungen.

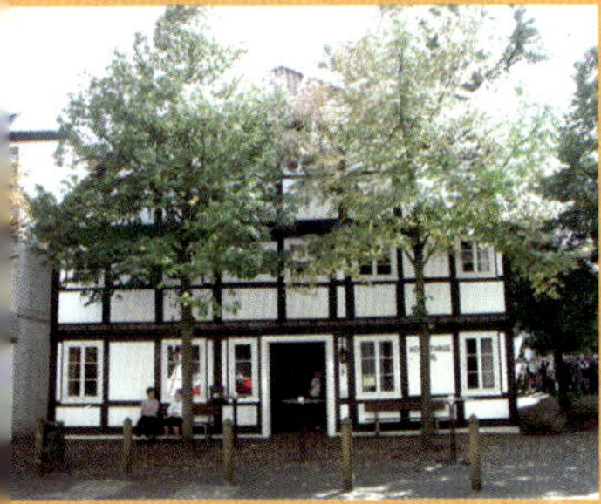

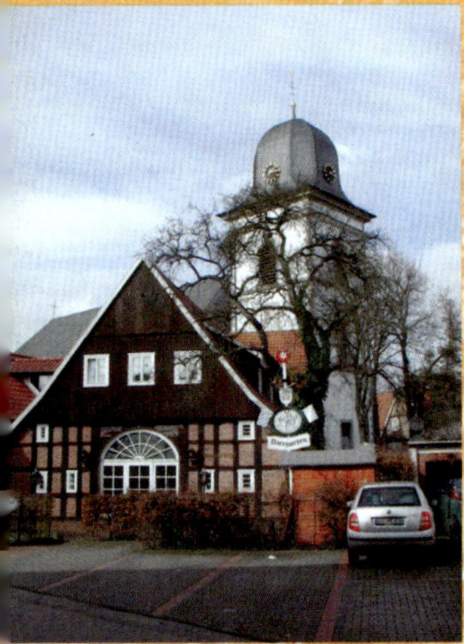

Auch wegen der guten Infrastruktur und übersichtlichen Stadtplanung hinsichtlich der Neubaugebiete bietet Verl nicht nur für junge Familien einen überzeugenden Grund, sich in dieser schönen Gemeinde niederzulassen. Der Wohnort Verl steht für eine hohe Lebensqualität. Neben insgesamt fünf Grundschulen und fünf Kindergärten in den einzelnen Ortsteilen besitzt Verl ein Schulzentrum, in dem alle drei Schulformen vorhanden sind: Hauptschule, Realschule sowie Gymnasium.

Sehenswert ist die Kirchringbebauung mit schönen alten Fachwerkhäusern, der St. Anna Pfarrkirche und dem Heimathaus sowie der St. Marien Kirche im Ortsteil Kaunitz. Gemütliche Gaststätten laden hier zum Verweilen ein.

In Verl wird aber auch der Sport ganz groß geschrieben. Von Angeln über Baseball und Bogenschießen bis hin zum Reiten wird in 23 Sportvereinen der Gemeinde auch so gut wie jede Sportart angeboten. Neben den Rundwanderwegen „Am Ölbach" bietet sich für (Nordic-) Walker und Jogger idealerweise auch der Rundwanderweg rund um den Verler See im Ortsteil Sürenheide und das Naherholungsgebiet am Ölbach an. Die Ende 2005 eröffnete und abends beleuchtete Finnenbahn im Sportzentrum an der Poststraße ermöglicht auch im Winter eine sportliche Betätigung an der frischen Luft.

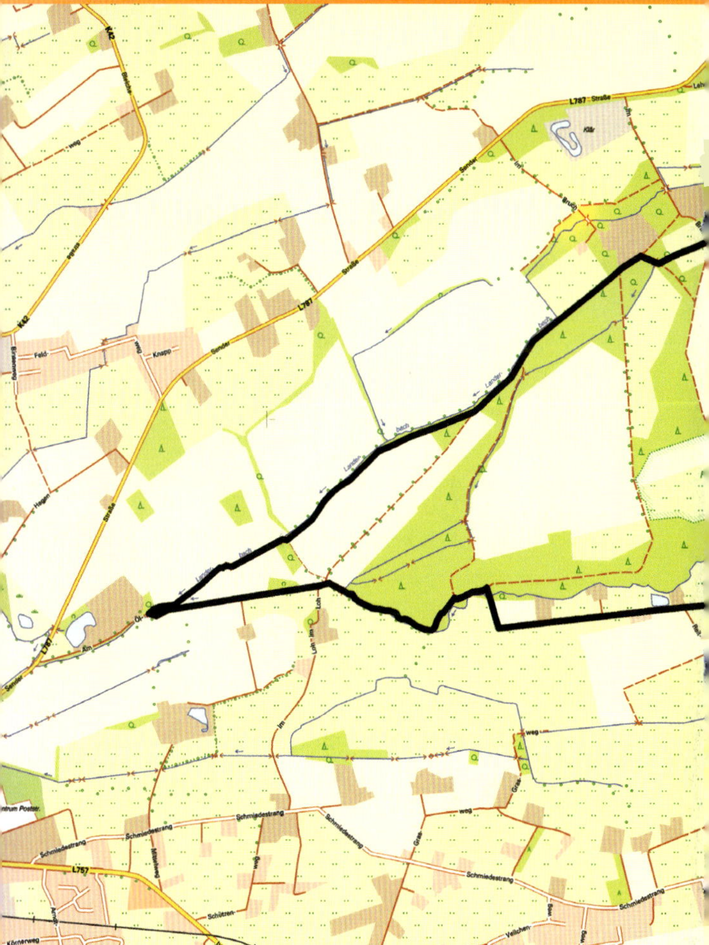

Ölbach-Landerbach-Route
8,6 km

1

Ölbach-Landerbach-Route 1

Vom Mühlgrund aus folgt man dem „Ölbach" in Richtung Verl. Auf dem neu angelegten Wanderweg geht es bis zu dem Hof Westerebbinghaus. Dort fließt der Landerbach in den Ölbach. Von hier aus geht es dem Landerbach entlang, durch Wald und Feld, vorbei an Reitanlagen und Naturschutzgebieten, wieder zurück bis an die Grenzen des Holter Waldes.

Parkplatz:	Mühlcafé, Am Ölbach 283, Verl
Distanz:	8,6 km
Bodenbeschaffenheit:	70% hart / 30% weich

▸▸ *Hinweis:*

Aus landschaftlich geografischen Gründen war für die Kommunen Verl und Schloß Holte-Stukenbrock ein gemeinsames Laufgebiet im Grenzbereich vorgesehen. Aufgrund spezieller Umweltbelange sowie der Berücksichtigung von Interessen privater Waldbesitzer stand bei Redaktionsschluss hier lediglich eine Strecke zu Verfügung.

Die zukünftige Einrichtung alternativer Strecken erfragen Sie bitte bei der jeweiligen Kommune

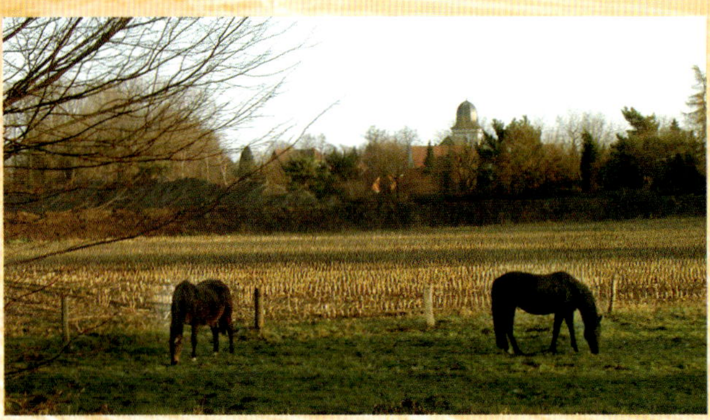

Blick auf Verl

Schloß Holte-Stukenbrock

Wiege der Ems

Erleben Sie Natur pur – in Schloß Holte-Stukenbrock können Besucher die Seele baumeln lassen: Markenzeichen der Stadt im Grünen ist die Senne, eine seltene Heidelandschaft mit charakteristisch gelbem Sand. Hier liegt auch das Quellgebiet der Ems.

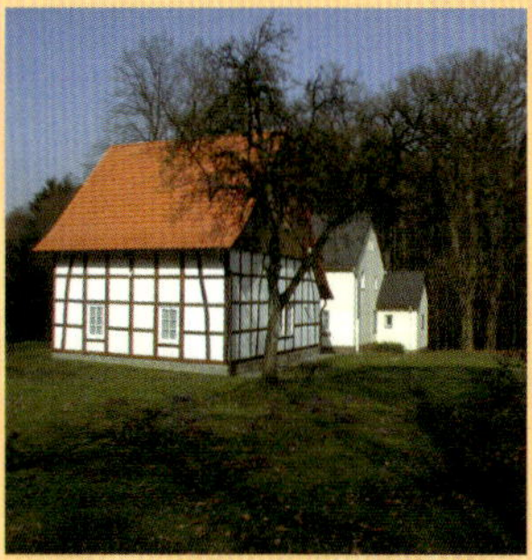

Heimathaus

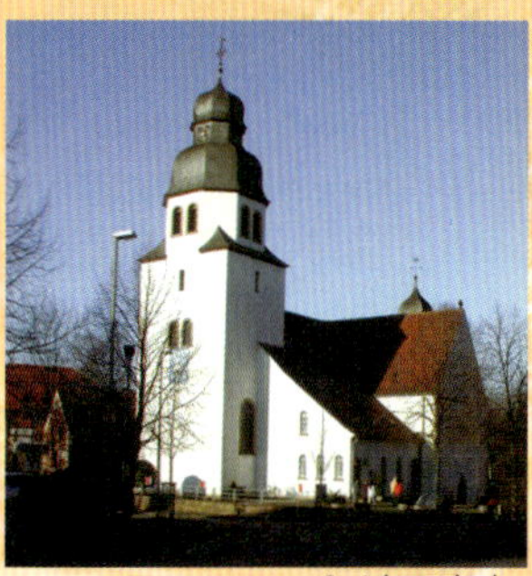

St. Johanniskirche

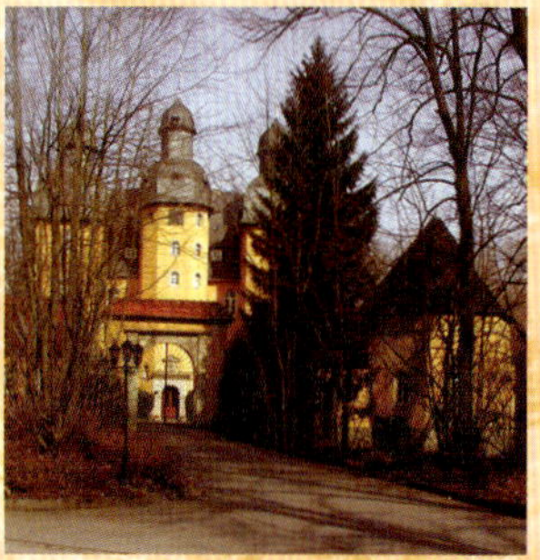

Schloss

Leise gluckert das frische Quellwasser aus der Erde und nimmt seinen Lauf über hunderte von Kilometern bis in die Nordsee. Rund 125 km Wander- und Radwege durchziehen die 67 qkm große Stadt an den Ausläufern des Teutoburger Waldes. Reiter finden in der waldreichen Region ideale Bedingungen, Freunde des Golfsports einen schönen 18-Loch-Parcours.

Eine 1000jährige Eiche, alte Höfe wie die Vogtei Welschof, die Barockkirche St. Johannes Baptist (Stukenbrock) oder einer der größten europäischen Orchideenzuchtbetriebe sind beliebte Etappenziele für Touristen, die in der 26.000 Einwohner-Stadt zudem ein gutes Hotel- und Gaststättenangebot vorfinden. Viele zeithistorisch-interessierte Gäste besuchen das Dokumentationszentrum über das ehemalige Kriegsgefangenenlager Stalag 326. Weit über die Stadtgrenzen hinaus bekannt ist der Hollywood- und Safaripark Stukenbrock im Süden der Stadt. Mit 70 ha gehört er zu den großen deutschen Freizeitparks. Neben den Fahrgeschäften sind freilaufende Wildtiere wie weiße Löwen und Tiger die großen Attraktionen.

Schloß Holte-Stukenbrock

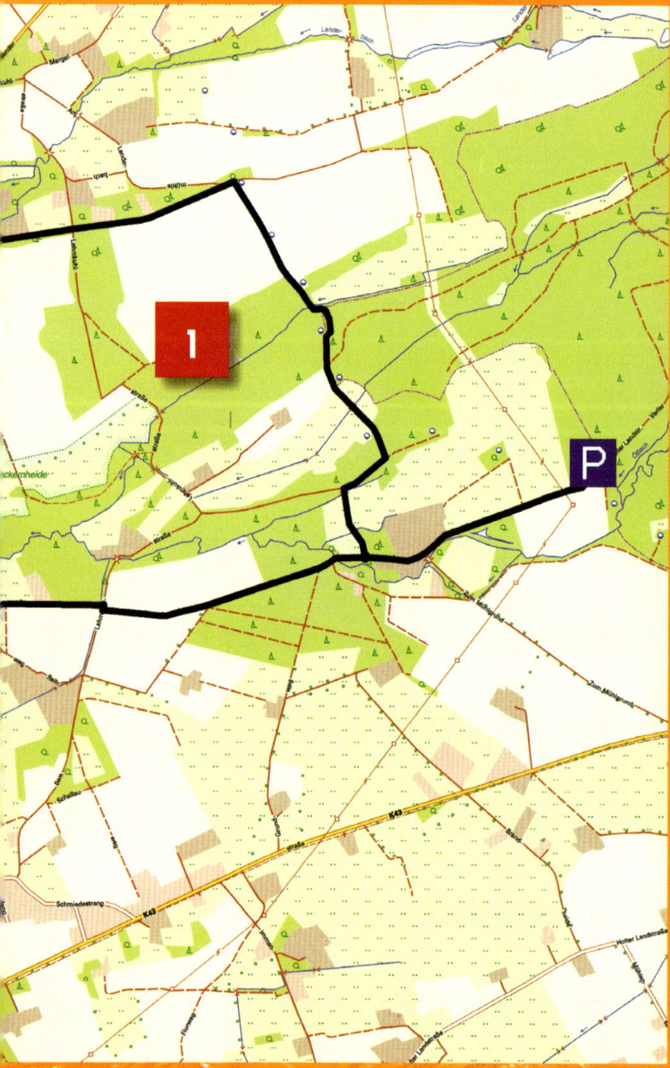

Stadt Schloß Holte-Stukenbrock, Rathausstraße 2, 33758 Schloß Holte-Stukenbrock
Telefon: 05207 / 89 05 - 0 • Telefax: 05207 / 89 05 - 5 41
E-Mail: schlossholte-stukenbrock@gt-net.de • Internet: www.schloss-holte-stukenbrock.de

Gemeinde Verl, Paderborner Str. 3/5, 33415 Verl
Telefon: 0 52 46/9 61 - 0 • Telefax: 0 52 46/9 61 - 1 57
www.verl.de • E-Mail: verl@gt-net.de

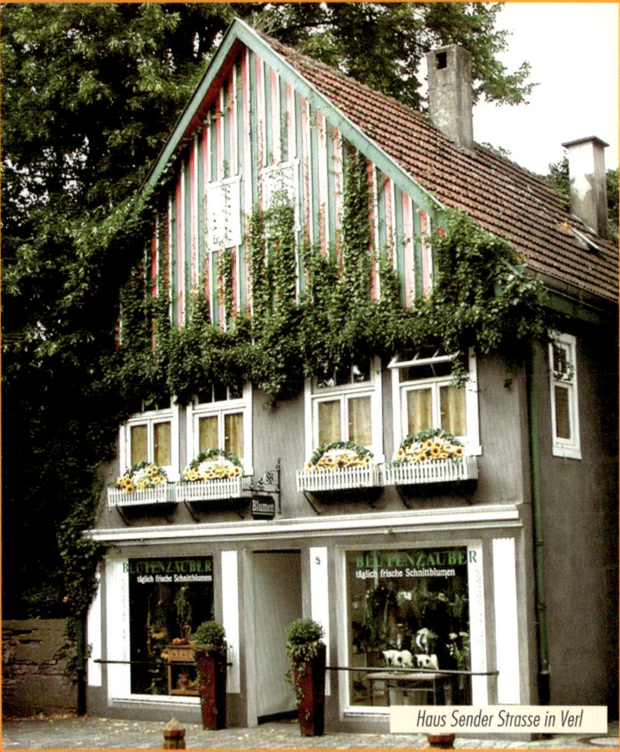

Haus Sender Strasse in Verl

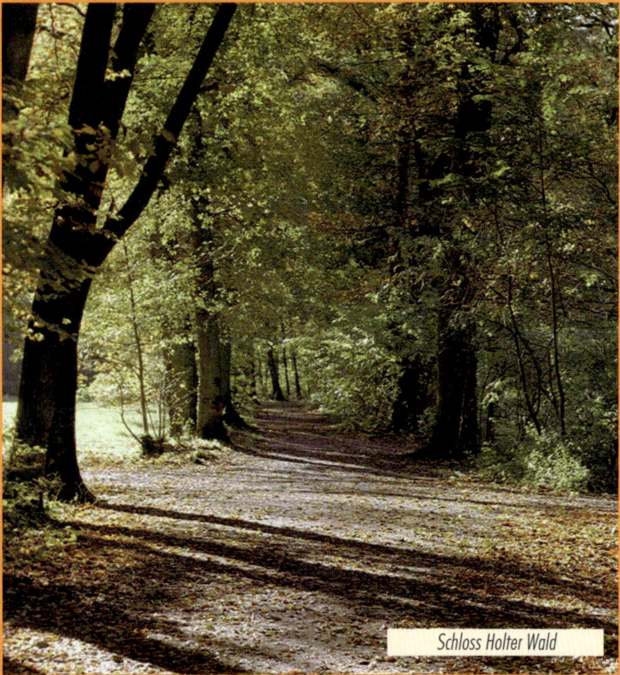
Schloss Holter Wald

Versmold

Versmold, am sogenannten „Dreiländereck" im Schnittpunkt von Ravensberger Land, Münsterscher Bucht und der waldreichen Mittelgebirgslandschaft Teutoburger Wald gelegen, verbindet auf reizvolle Weise Landschaften unterschiedlichen Charakters.

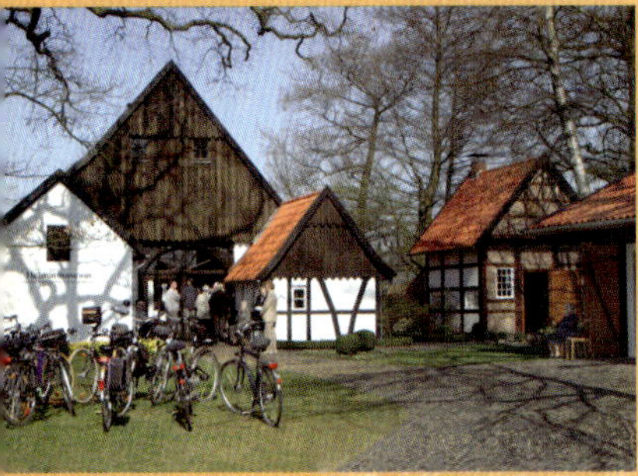

Heimatmuseum

Im Jahre 1096 erstmals urkundlich erwähnt und somit seit über 900 Jahren als Kirchspiel nachweisbar, zählt Versmold zu den ältesten Siedlungen der Region.

Jahrhundertelang als Leinenweberstadt weithin bekannt, wurde Versmold im 20. Jahrhundert zu einem Zentrum der ostwestfälischen Fleischwarenindustrie und schließlich zur (wahrscheinlich) leckersten Stadt Deutschlands.

Seit kurzem laden Sie Versmolder Freizeitführer herzlich zu attraktiven Tagestouren ein. Erstklassig sind die Freizeitmöglichkeiten, die Versmold heute bietet. Insbesondere für „Nordic-Walker" gilt die Stadt mittlerweile als Geheimtipp. Der Stadtpark mit seinem alten Baumbestand im Ortszentrum, das Vogelschutzgebiet „Versmolder Bruch" zwischen Aabach und Hessel sowie das Naherholungsgebiet „Peckeloher Seenplatte" mit den jüngst ausgewiesenen Nordic-Walking-Strecken sind besonders geeignet, auf „Schusters Rappen" entdeckt zu werden.

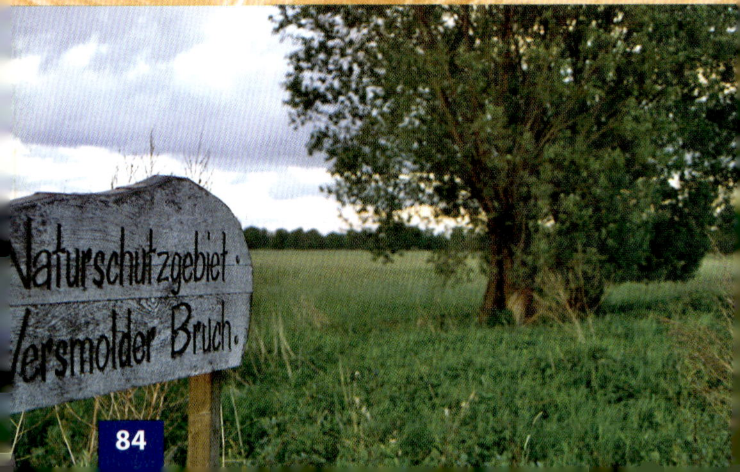

Versmold

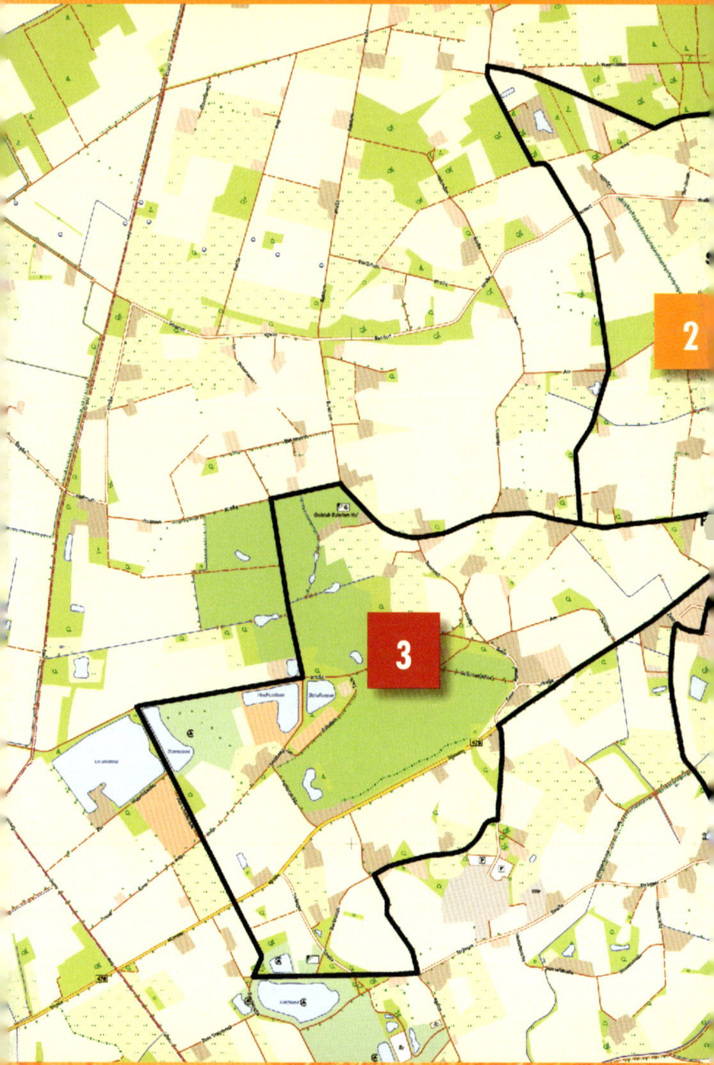

Waldlehrpfad Route
4,8 km

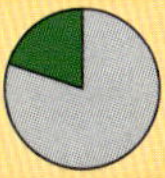

1

Durch Feld und Wald
7,1 km

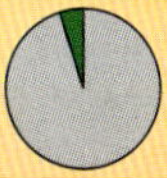

2

Wieder wird zuerst die Bundesstraße 476 überquert. Nachdem man die Spargelfelder passiert hat, durchquert man bald das Golfgelände „Schultenhof“. Danach beginnt die Seenstraße mit dem Heidhorstsee und weiter folgt die besonders schön angelegte „5-Sterne-Anlage“ mit dem Sonnensee. In den Sommermonaten genießen Erholungssuchende und Urlauber rund um dieses Gewässer ihre Freizeit.

Nach ca. 300 Metern erreichet man den Heidesee und biegt dann links ab in Richtung Minigolfplatz. Bald darauf sieht man dann die Fleischwarenfabrik „Franz Wiltmann“ mit einer bunten, von Otmar Alt entworfenen Fensterbemalung. Das letzte Stück der Strecke führt über einen Fahrradweg entlang der Bundesstraße bis zum Ausgangspunkt zurück.

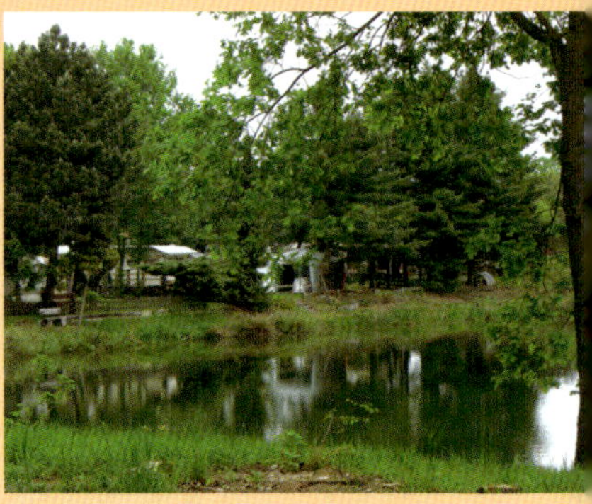

Camping Seenplatte

Parkplatz:	Turnhalle an der Grundschule Peckeloh
Distanz:	8,6 km
Bodenbeschaffenheit:	100 % hart

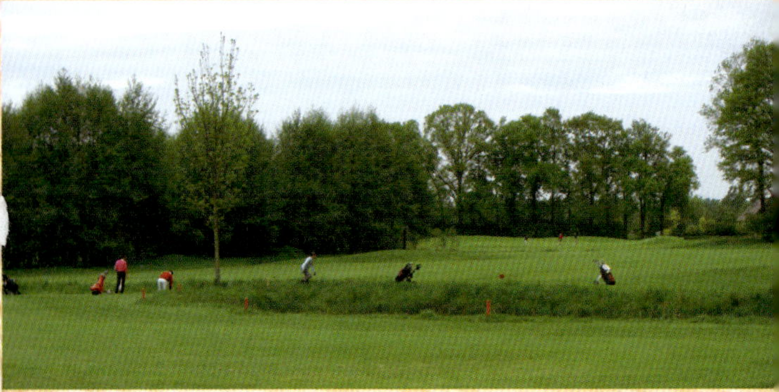

Golfclub Schultenhof

Waldlehrpfad-Route 1

Vom Parkplatz aus durchquert man das Wohngebiet und geht weiter in Richtung Waldlehrpfad. Danach hat man die „Natur pur" rechts und links. In idyllischer Umgebung mit einsam gelegenen, restaurierten Fachwerkhäusern führt die Strecke ein Stück entlang der Hessel und von dort auf verkehrsruhiger Asphaltstraße fast nur noch geradeaus bis zum Ausgangspunkt zurück.

Parkplatz:	Turnhalle an der Grundschule Peckeloh
Distanz:	4,8 km
Bodenbeschaffenheit:	80 % hart / 20 % weich

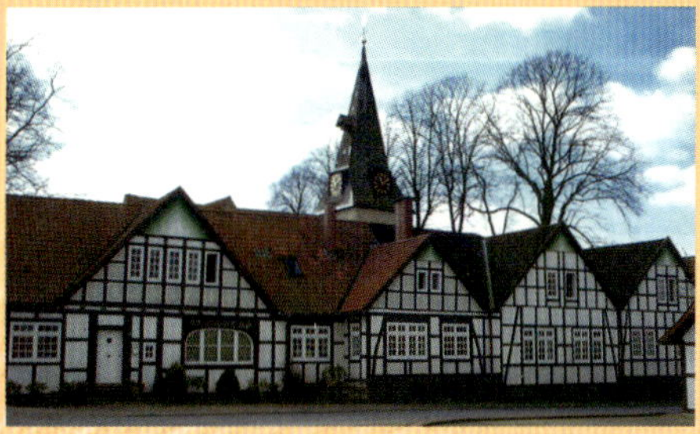

Bockhorst

Durch Feld und Wald 2

Vom „Mini-Park" Peckeloh kommend überquert man die Bundesstraße 476, in Richtung eines schönen Wohngebietes. Von hier erreicht man nach etwa 2 km ein verträumtes Fichten-Wäldchen - angrenzend können Skulpturen eines Versmolder Künstlers bewundert werden. Danach geht es auf einem Schotterweg am Wald- und Wiesenrand weiter. Hier erfährt man trotz asphaltierter Nebenstraße beim Walken viel Natur mit Blick auf die Bauernschaft „Großes Venn". Bekannt ist diese Landschaft auch als Eldorado für Pferdeliebhaber und Pferdesportler. Nach Überquerung der Bundesstraße 476 ist man bald wieder am Ausgangspunkt angekommen.

Parkplatz:	Turnhalle an der Grundschule Peckeloh
Distanz:	7,1 km
Bodenbeschaffenheit:	95 % hart / 5 % weich

Stadt Versmold, Münsterstraße 16, 33775 Versmold
Telefon: 0 54 23 / 95 40 • Telefax: 0 54 23 / 95 41 15
Internet: www.versmold.de

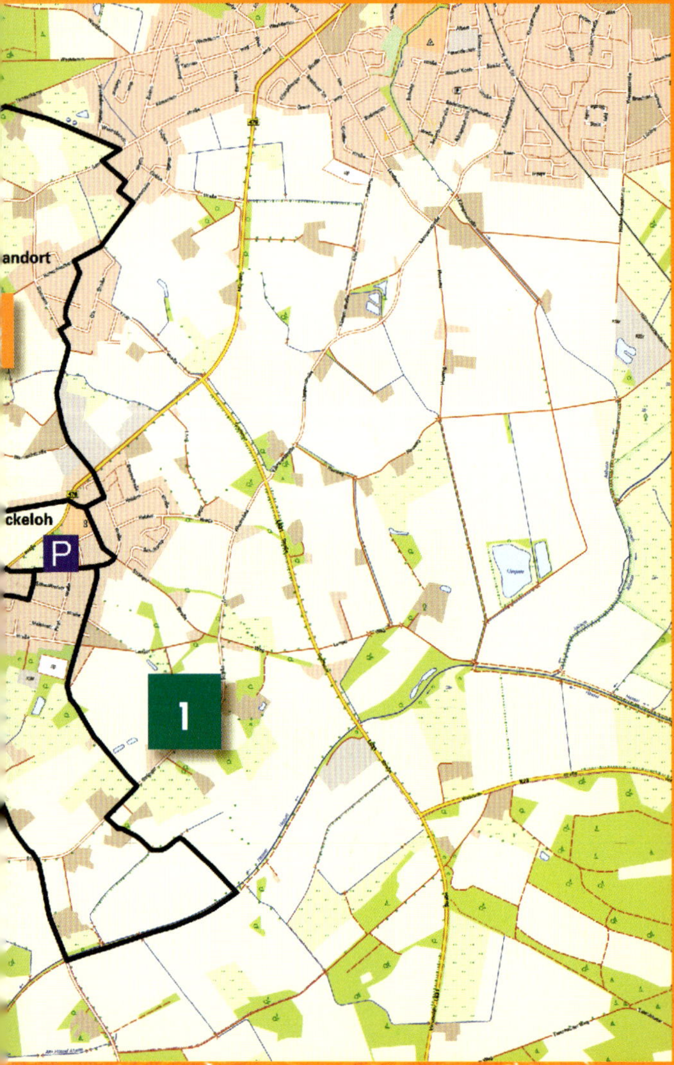

See-Route
8,6 km

3

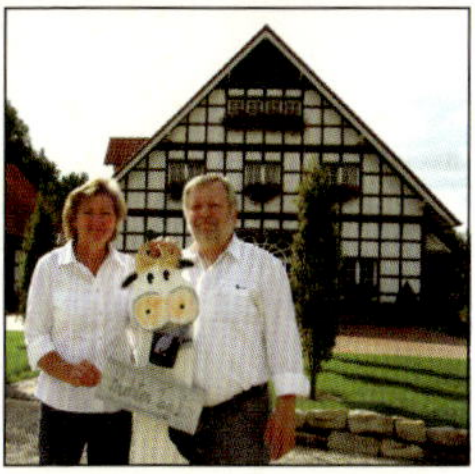

Im Dreyerhaus

Familie Bauer

Gaststätte - Café - Biergarten - Partyservice

Im Dreyerhaus 7, 33775 Versmold-Oesterweg
Tel.: 0 54 23 / 55 15 - Fax: 0 54 23 / 93 16 85

NORDIC WALKING
Das Original!

Ihr Nordic Walking Fachgeschäft
in Versmold bietet fachkundige Beratung in allen Fragen zur richtigen Nordic Walking Ausrüstung. Unsere Kurse werden nur von nach Internationalen Richtlinien ausgebildeten erfahrenen Nordic Walking Instructoren geleitet.
Wir informieren Sie gern unter
Tel.: 05423 – 204585

SPORT TOTAL

Ravensberger Str. 6, 33775 Versmold

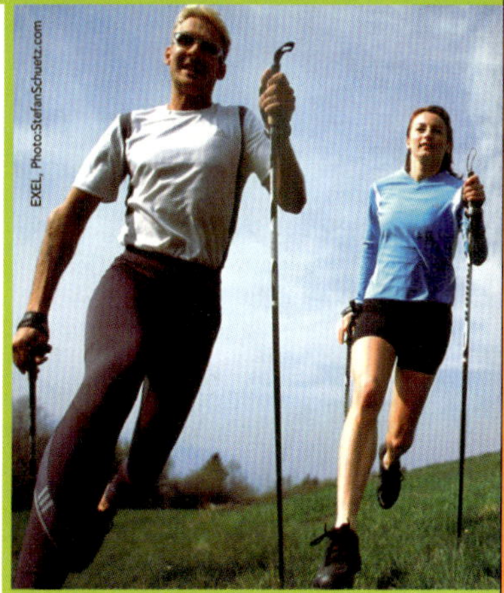

exel
www.exelnordic.net

Werther

Böckstiegel-Stadt Werther (Westf.)

Die beliebte Wohnstadt im Grünen mit 12.000 Einwohner/-innen liegt 10km nordwestlich der Universitätsstadt Bielefeld in reizvoller landschaftlicher Lage inmitten des Ravensberger Hügellandes. Der Teutoburger Wald hat hier mit dem Hengeberg (316m) und der Großen Egge (312m) seine höchsten Erhebungen.

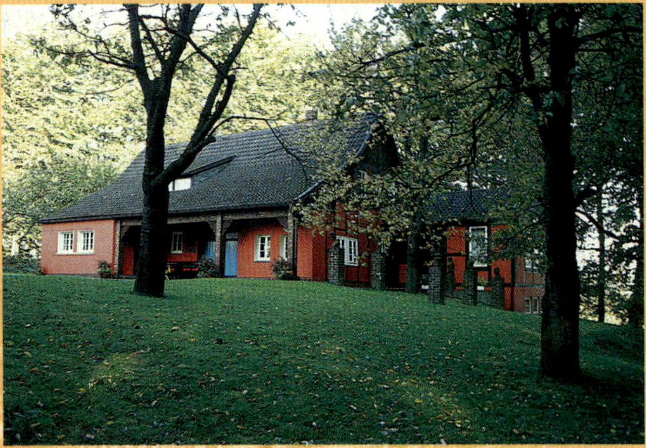

Böckstiegelhaus

Werther hat viele Möglichkeiten der Freizeitgestaltung bei einem guten Angebot an Sportstätten einschließlich Warmwasserfreibad und Inline-/Skatehalle. Besonders die Natur - als Freizeithit Nr. 1- lädt zu ausgiebigen Spaziergängen, ausgedehnten Wanderungen und erholsamen Radtouren auf einem gut ausgebauten Wander- und Radwanderwegenetz mit zusätzlichen vier örtlichen Rundwanderwegen („Start und Ziel" Innenstadt) ein.

Die verkehrsberuhigte Innenstadt bietet ideale Einkaufsmöglichkeiten sowie gemütliche Restaurants, urige Kneipen, gute Hotels und Pensionen. Einheimische und Gäste fühlen sich wohl bei uns – in der Stadt des bekannten Malers und Bildhauers Peter-August Böckstiegel (der Böckstiegel-Pfad führt auch zu seiner früheren Wirkungsstätte, seiner „Akademie"). Das im Stadtpark gelegene, historisch bedeutsame Haus Werther ist heute Bürgerbegegnungsstätte und Stadtbibliothek und sollten Sie sich als Sehenswürdigkeit nicht entgehen lassen.

Besuchen Sie uns doch (nicht nur ein-) mal; überzeugen Sie sich:
Wir sind einfach ...... liebensWerther!

Arminius-Runde

1

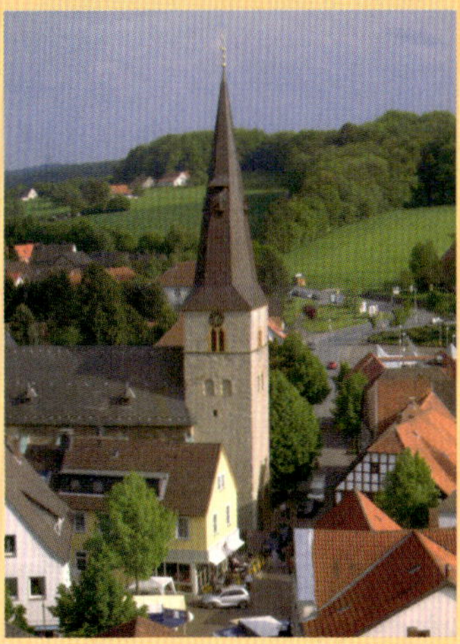

Blick auf Werther

Man verlässt den Parkplatz nach rechts und geht auf der Nordseite des Teutoburger Waldes weiter mit Blick auf die Stadt Werther. Im Wald versteckt liegt die, leider versiegte, Arminius-Quelle. Aus dem Wald herauskommend hat man eine schöne Sicht auf das umliegende Gelände bis hin zur Porta Westfalica (Minden) und – bei klarem Wetter – auch zum Hermannsdenkmal (Detmold). Der Kammweg bietet eine wunderbare Sicht bis hin zu den Beckumer Bergen und dem Münsterland. Bei entsprechender Wetterlage lassen sich hier auch auf einer tiefer liegenden Wiese Gleitschirmflieger beobachten.

Parkplatz:	Jugendheim Ascheloh, zwischen Werther und Halle
Distanz:	5,8 km
Bodenbeschaffenheit:	10 % hart / 90 % weich

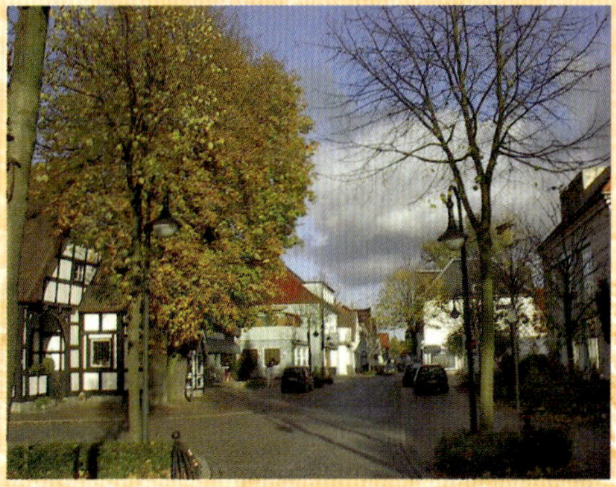

Ravensberger Straße

Stadt Werther (Westf.), Mühlenstraße 2, 33824 Werther (Westf.)
Telefon: 0 52 03/7 05 - 0 • Telefax: 0 52 03/7 05 - 88
www.stadt-werther.de • E-Mail: info@stadt-werther.de

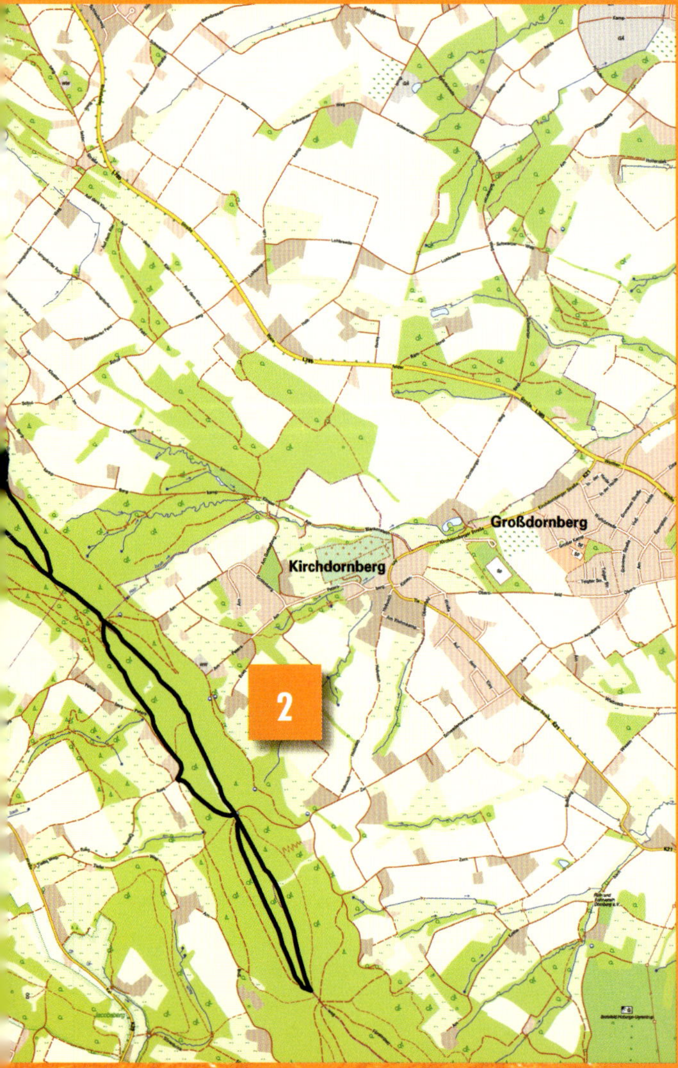

Werther

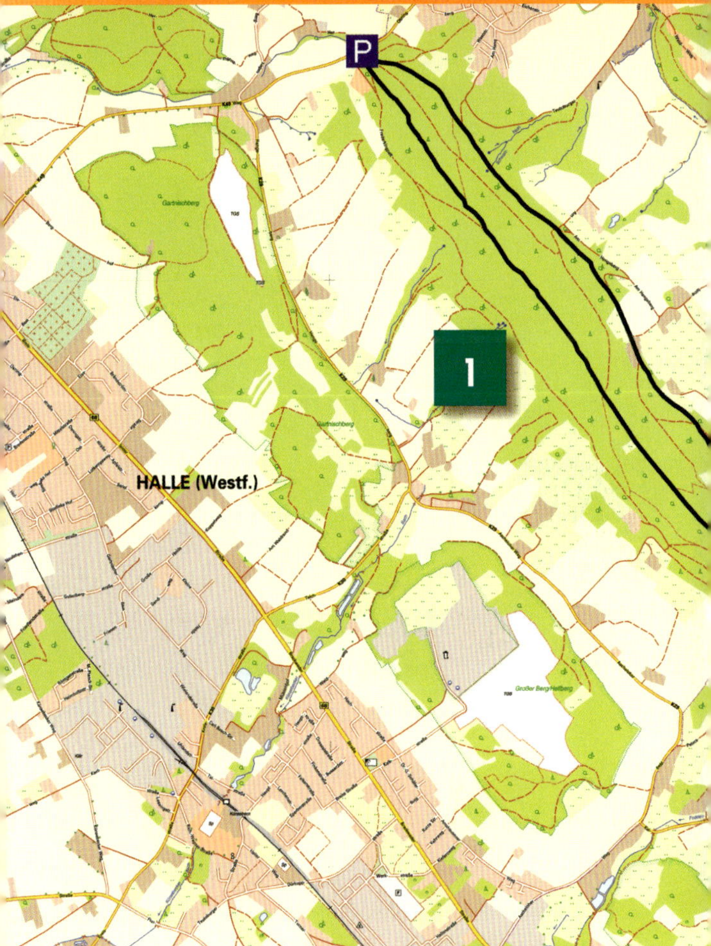

Arminius Runde
5,8 km
1

Schweden-Tour
10 km
2

Schweden-Tour

Man verlässt den Parkplatz und folgt der Beschilderung „H“ (Hermannsweg). Über einen Schotterweg führt der Weg steil bergauf, bis man auf den Kammweg gelangt. An einer Lichtung hat man eine gute Aussicht auf das Umland bis hin zu den Beckumer Bergen und ins Münsterland.

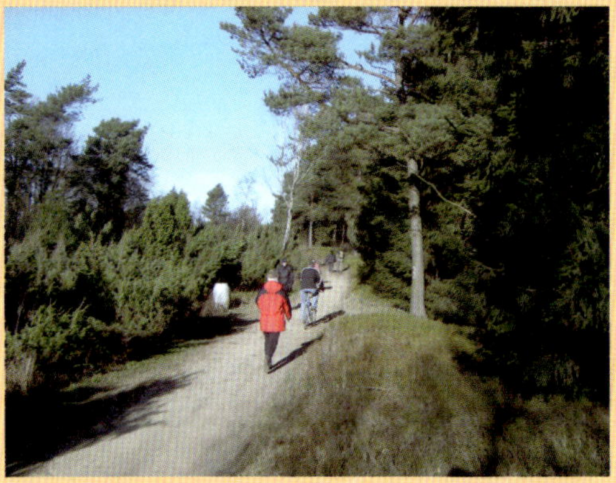

Hermannsweg

Durch den Teutoburger Wald führt der Weg weiter zur so genannten „Schwedenschanze“. Dort befindet sich eine kleine, bewirtschaftete Hütte, die aber leider nicht regelmäßig geöffnet ist. Hier kann man etwas verweilen und die Sicht auf das Weserbergland, das Wiehengebirge und das Bielefelder Umland genießen, ehe man sich wieder auf den Rückweg macht.

Parkplatz:	Jugendheim Ascheloh, zwischen Werther und Halle
Distanz:	10 km
Bodenbeschaffenheit:	100 % weich

Das „Sedan“ liegt direkt an der Strecke zwischen Borgholzhausen und Werther. Der herrliche neu angelegten Biergarten lädt nach anstrengender Runde zu einem erfrischenden Getränk und kleiner kulinarischer Stärkung ein.

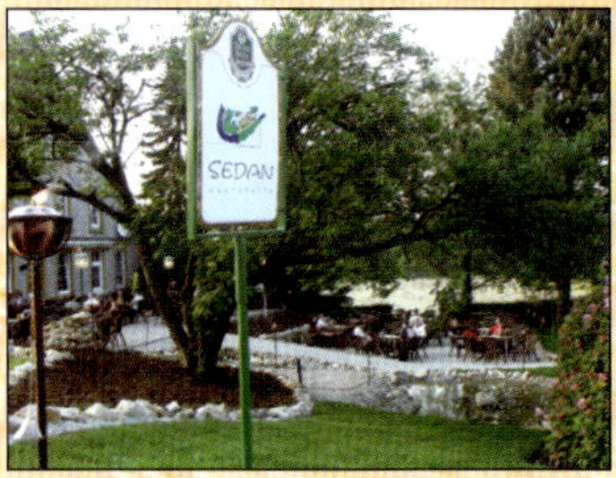

Weitere Infos und Öffnungszeiten siehe Seite 95.

Beratung und Service –
bei uns liegen Sie immer vorn!

Sport Trunk

DAS FACHGESCHÄFT FÜR SPORT & FREIZEIT

H2O adidas

HANDBALL! Kempa hummel

Der Teamsport-Spezialist

im ♥ von Werther

Ravensberger Str. 45

Fon 05203/3279 · Fax 05203/7930

Auf 170 qm die größte Auswahl im Altkreis Halle

ENTSPANNEN - GENIESSEN - ESSEN - TRINKEN
UND ... BEACHEN

IM NEUEN
BIERGARTEN
IM
SEDAN

die Alternative zur Gaststätte
Borgholzhausener Str. 98
33824 Werther
Fon: 0 52 03/53 09
www.sedan-werther.de

Impressum

Titel	Nordic Walking – Die schönsten Strecken im Kreis Gütersloh
ISBN	3-00-018747-2 978-3-00-018747-6
Herausgeber und Redaktion:	Kreissportbund Gütersloh e.V. Matthias Kamann Tel: 05241-851414, www.ksb-gt.de

Sachbezogene Informationen sind aus den Lehrgangsunterlagen für die Nordic-Walking-Betreuer Ausbildung entnommen, die freundlicher Weise vom Westdeutschen Fußball- und Leichtathletikverband e.V., Leichtathletik-Verband Nordrhein e.V., Fußball- und Leichtathletikverband Westfalen e.V., und dem Bildungswerk des Landessportbundes NRW zur Verfügung gestellt wurden.

Grafik, Layout und Satz:	Peter Hatschbach
Druck:	Horndruck, Enger

Bildnachweis:

Lehrgangsskript s. o.	3,9,10,11,12,13,15
Swix:	7, 65
Exel:	Titel, 19, 59
Pixelquelle.de:	18, 20, 21

Die Verwendung oder Reproduktion von allen Teilen dieser Broschüre in jedweder Form bedarf der Genehmigung der Herausgeber. Insbesondere Fotos, Karten und Illustrationen sind urheberrechtlich geschützt.

Stadt Borgholzhausen, Schulstraße 5, 33829 Borgholzhausen
Telefon: 05425/807 - 0 • Telefax: 05425/807 - 98
borgholzhausen@gt-net.de • www.borgholzhausen.de

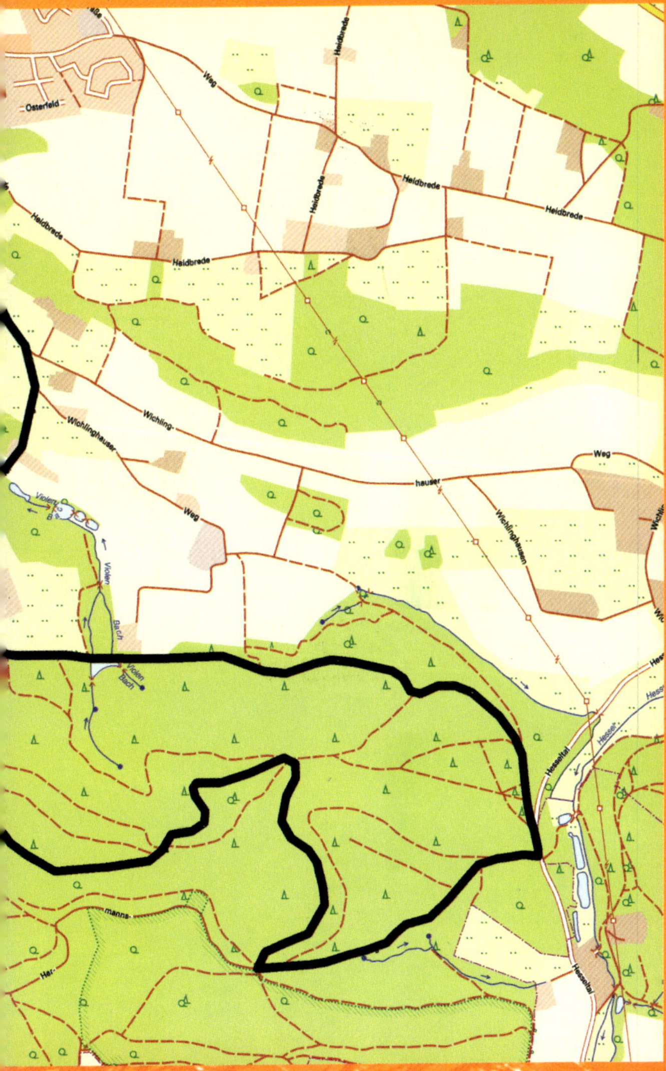

Barenberg-Runde 1

Vom Parkplatz aus führt der Weg durch ein Siedlungsgebiet. Nach einem kurzen Wiesenweg folgt man wieder der Teerstraße. Der weitere Verlauf der Strecke führt durch ein schönes Waldgebiet - vorbei an einem kleinen Teich, auf dem im Sommer wunderschöne Seerosen blühen.

An manchen Stellen gibt der Wald den Blick frei für eine schöne Sicht auf Borgholzhausen, die Ravensburg und den Luisenturm. Ein Abstecher dorthin lohnt sich. Vom Turm aus hat man eine herrliche Fernsicht bis ins Osnabrücker Land hinein. Und ist die Fahne auf dem Turm gehisst, ist auch die Gaststätte geöffnet.

Parkplatz:	Ravensberger-Stadion, Wiechlinghauser Weg, 33829 Borgholzhausen
Distanz:	9,5 km
Bodenbeschaffenheit:	40 % hart, 60 % weich

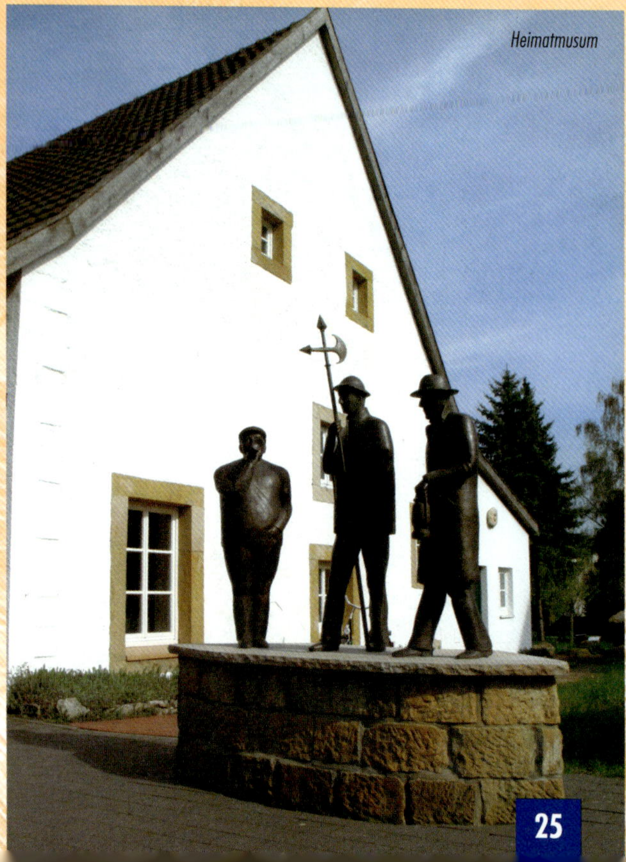
Heimatmusum

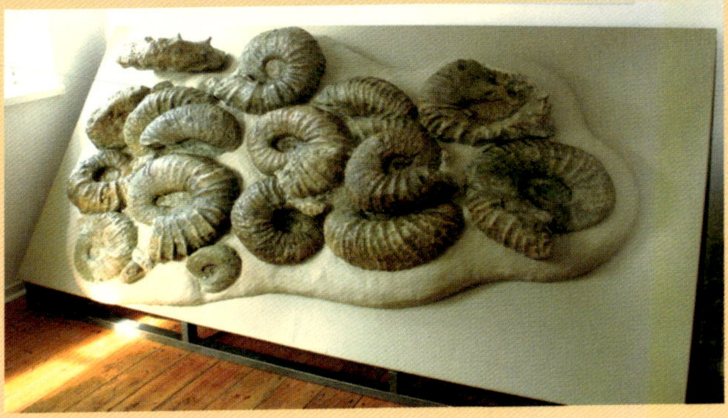

Das neu restaurierte Kultur- und Heimathaus liegt im Stadtzentrum von Borgholzhausen gleich neben dem Ladencafe Schulze. Das Museum beherbergt originale Kostbarkeiten aus Borgholzhausen und Umgebung. Dazu gehört auch die weltweit größte Ansammlung von kreidezeitlichen Riesen-Ammoniten sowie 240 Millionen Jahre alte Saurierfährten. Neben den Fossilien sind bronzezeitliche Urnenfunde und Artefakte aus dem ländlichen Umfeld ausgestellt. Das Haus ist ein Stützpunkt des Geoparks „Nördlicher Teutoburger Wald“, einem der wenigen deutschen Geoparks.

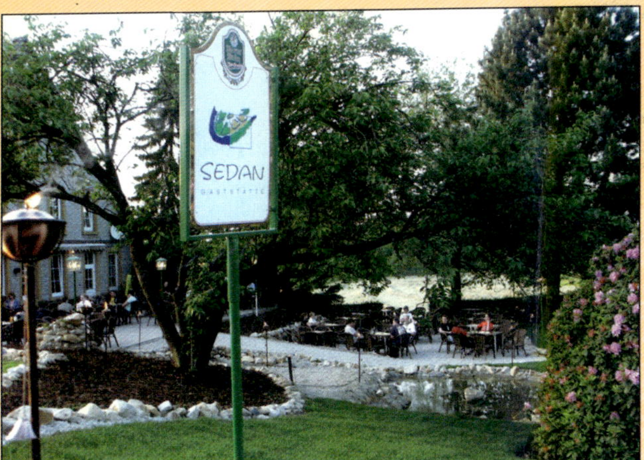

Das „Sedan“ liegt direkt an der Strecke zwischen Borgholzhausen und Werther. Der herrliche neu angelegten Biergarten lädt nach anstrengender Runde zu einem erfrischenden Getränk und kleiner kulinarischer Stärkung ein. Weitere Infos und Öffnungszeiten siehe Seite 29.

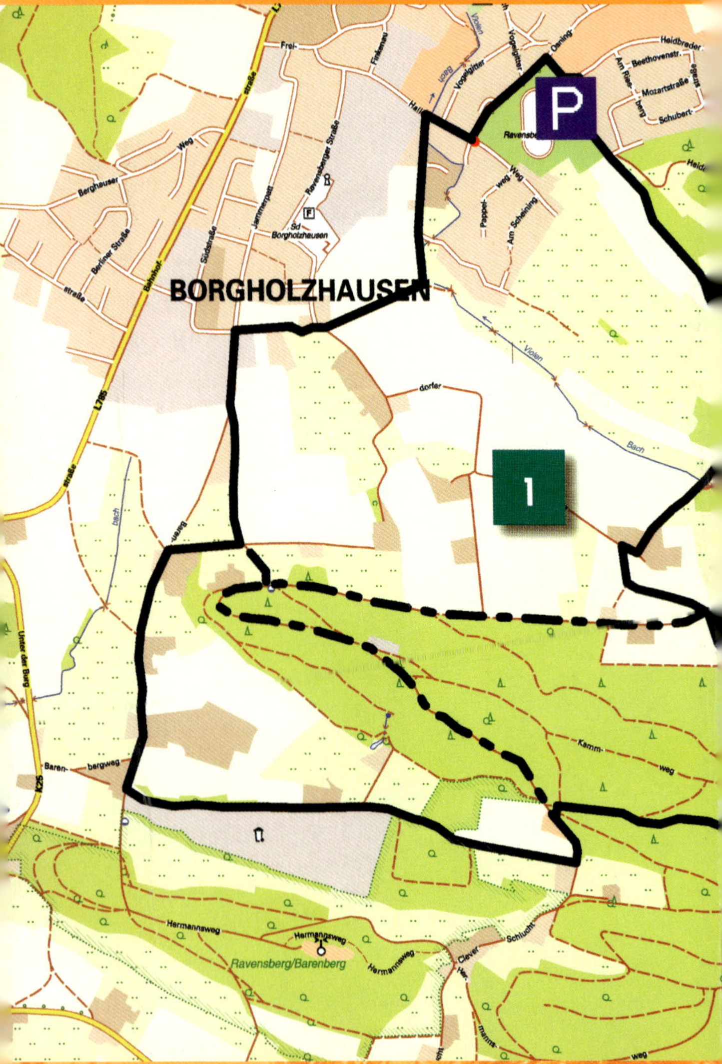

Barenberg Runde
9,5 km

1